人類情感的

PROJECTIONS

A Story of Human Emotions

億萬投射

卡爾・迪賽羅斯
Karl Deisseroth ——— 著

洪世民 ——— 譯

致我的家人

我給你看見一朵黃玫瑰的記憶，在你出生多年前的落日時分。
我給你對自己的解釋，關於自己的理論，真實又驚人的消息。
我可以給你我的孤單、我的黑暗、我內心的渴望；
我試著賄賂你，用無常、用危險、用挫敗。
——波赫士（Jorge Luis Borges）

目錄

推薦序 光的投射、神經的投射、情感的投射

連正章｜國立陽明交通大學生命科學院院長、神經科學研究所終身特聘教授

本書的主題圍繞著光、神經與情感的投射，這些概念交織成一個關於人類情感和神經科學進步的深刻故事。隨著神經科技的發展，我們得以穿越過去的認知限制，深入了解情感與精神健康的奧秘。這本書由卡爾．迪賽羅斯（Karl Deisseroth）教授所撰寫，他身兼精神科醫師、神經生物學家與神經工程師多重身分，從多個視角出發，揭示了精神疾病的臨床症狀及其背後的神經生物學機制。這使得本書不僅僅是一部精神醫學專著，更是對人類情感與心智世界的全方位探索。

大腦的複雜性與神秘性使得神經科學成為當今最具挑戰的科學領域之一。估計人類大腦約有八百六十億個神經細胞，這些細胞形成了錯綜複雜的連結網絡，宛如國際航線般交織，令人難以捉摸。迪賽羅斯教授在二〇〇四年創立了光遺傳學技術，這一革命性發展徹底改變了我們研究大腦的方式。光遺傳學利用光敏感蛋白嵌入神經細胞中，通過

光的刺激來調控神經細胞的活性，進而影響特定神經路徑的運作。這項技術將過去科幻般的情節帶入現實，使科學家能夠在實驗室中精確地操控神經細胞。透過控制特定神經細胞的活性，科學家可以直接操控神經網絡，從而影響情緒，記憶和行為。我們可以說，情感本身就是神經網絡中訊息投射的結果，透過光的投射，我們得以觀察並理解情感的變化。迪賽羅斯的光遺傳學技術無疑是解開這些複雜連結的關鍵突破，它讓我們有了更加精確的工具來理解大腦運作的機制。

書中的每個章節不僅僅限於對病人臨床表現的描述，迪賽羅斯還進一步探討了背後的神經機制。他從基因、細胞乃至神經迴路層面剖析精神疾病的成因，這使得本書不僅有高度的臨床價值，也在科學層面上具有深刻的意義。這種對科學與臨床的雙重探討，為讀者提供了一個全面理解精神疾病的框架。

迪賽羅斯的寫作風格也具有鮮明的文學氣質。他在每個章節中穿插詩歌，這些詩句反映了他對情感的深刻理解與反思。這樣的安排，不僅提升了本書的文學價值，也讓讀者能夠從哲學和人文的角度來理解科學，彷彿閱讀的是一部融合了科學與人性的文學作品。

然而，這本書對於普通讀者來說，可能會有一定的挑戰性。由於書中深入探討了光遺傳學等現代神經技術及精神醫學中的複雜問題，讀者可能需要具備一定的神經科學或醫學背景，才能全面理解書中的技術細節與其臨床應用。同時，作者對人類心智活動的哲學思考，偶爾會顯得抽象且深奧，但這正是本書的魅力所在。它不僅是一本科學書籍，更是對人類精神世界的深層探索，融合了生物學、神經科學、精神醫學與哲學的多重領域。

本書也重新定義了精神醫學的診療方式。傳統上，精神醫學依賴臨床表現來診斷和治療病人，而光遺傳學等技術的出現，讓我們得以以神經迴路為基礎來重新審視精神疾病。科學家可以通過控制特定神經投射來模擬情緒反應，從而揭示出許多反社會行為，如暴力行為，背後的神經機制。這一發現不僅促進了我們對精神疾病的理解，也讓社會重新思考精神疾病的污名化問題。

總結而言，卡爾・迪賽羅斯的這本書既是對神經科學和精神醫學的一項重大貢獻，也是一部深入探索人類情感與心智的力作。透過光遺傳學和透明腦技術，迪賽羅斯揭示了大腦內部的奧秘，展示了情感、行為與神經網絡之間的緊密聯繫。同時，作者的文學素養與對人類情感的細膩觀察，讓這本書不僅是一部科學與醫學的結晶，也是一部哲理深刻的文學作品。這本書將挑戰讀者的思考，帶領他們進入一場關於心靈、情感與大腦的深刻對話。

序言
Prologue

聲、光、熱之後，
便是回憶、意志、理解。
——喬伊斯（James Joyce），《芬尼根守靈夜》（*Finnegans Wake*）

在編織藝術中，經線是為結構，它堅固，一端固定於原點——建立起讓纖維在織布時縱橫交錯的架構。經線越過前緣，往自由空間投射出去，將已成形的過去連結到凌亂的現在，以及尚不具特色的未來。

人類故事的繡畫有自己的經線，其根源深植於東非峽谷，連結了數百萬年來人類生活不停變換的肌理，跨越了以冰隙、崎嶇錯落的森林、石頭與鋼鐵、鮮豔的稀土元素為背景的象形文字。

是心智的內在運作使這些絲線成形，在我們體內建立框架，藉此孕育每一個體的故事。我們的時時刻刻與各種經歷織成了交叉線，個人的紋理與色彩來自於此，生命的織細緯線時而錯綜複雜，時而有美麗動人的細節，嵌入了底層的支架，也遮蔽了支架的痕跡。

以下就是這件織物在病者體內，在人們的心智裡磨損的故事。對他們而言，那條經線已經暴露在外，被磨得皮開肉綻，透露真相。

◇　◇　◇

精神科急診的工作強度令人慌亂，而這是本書所有故事的背景。若要以這樣的背景情節來闡明人類心智的共有結構，混亂的內在狀態應盡可能如實呈現。因此在這裡，病患的症狀描述未經變動，句句真實，為的是反映那些經驗的本質、真實的音色與靈魂——不過為了保護隱私，其他許多細節都做了變更。

同樣地，書裡所描述的強大神經科學技術雖然有時看來像科幻小說，絕對令人惶惶不安，但全是真的——那提供一種探查大腦的獨特方式來輔助精神醫學。而這裡敘述的方法是原封不動地引用世界各地研究室經同儕審查的論文，包括我自己的。

但光靠醫學和科學尚不足以描述人類的內在經驗，因此，有些故事並非從醫師或科學家的觀點出發，而是從病患的角度陳述——有時第一人稱，有時第三人稱，有時以變了樣的語言反映變了樣的狀態。當我以這種方式描述另一人的內心深處（想法、感覺或記憶），這樣的文本反映的既非科學也非醫學，只是謹慎、尊重、謙遜地延伸我自己的想像力去創造一段對話，對象是我從未聽過、只感覺到回音的諸多聲音。精神醫學的核心是試著從病患的角度感知、體驗不尋常現實的挑戰，而那必須經歷並克服觀察者與被觀察者的扭曲。但不可避免地，這些死去、沉默、受苦、迷失之人內心深處真正的聲音，仍舊祕而不宣，不為人知。

想像力在這裡並沒有明確的價值，什麼都無法肯定地宣稱，但經驗已揭露現代神經科學與精神醫學各自的諸多限制。長久以來，我覺得在理解病患方面，文學的構想一樣重要——有時彷彿一扇望入大腦的窗，提供的資訊比任何顯微物鏡都多。至今，在思索與心智有關的事情上，我對文學的重視仍不亞於科學，而一有機會，我就會回到我畢生的摯愛：寫作——雖然好多年來，這份愛只是一團餘燼，上方覆蓋著科學和醫學，像灰，像雪，四處飄流。

不知怎地，精神醫學、想像力和技術這三個各自獨立的視角可以一起建構所需的概念空間——或許正是因為它們沒什麼共通點吧。

第一維度空間是一位精神科醫師的故事，這些故事透過臨床經驗的進程述說，每一篇故事都集中在一、兩人身上。就好比一件織物磨損時，隱藏的結構線便可能暴露在外（或是當一點點DNA發生突變，受損基因的原始功能便可以推斷出來），已損壞的部分描述了未損壞的——所以，每一篇故事都在凸顯一件事：健康人類（或許還有醫師）隱藏的內在經驗可能可以藉由精神病患那甚至更撲朔、更隱蔽的經驗揭露出來。

每一個故事也想像了人類的內在情感經驗，它們出現在現今世界的時時刻刻，也出現在人類數十萬年旅程的各個階段，那些經驗穿越了若不妥協也許就無法穿越的重重阻礙。此第二維度空間的故事開始於「活著就好」的簡單、古老迴路——控制呼吸的細胞、控制肌肉運動的細胞、創造自我與他者之間的根本區隔的細胞。我們每一個人與世界之間最早、最原始的界線名叫外胚層（ectoderm），孤單、脆弱、薄如單細胞。外胚層造就了皮膚和腦，因此，人與人之間的接觸，無論在身體或心理層面（橫跨從健康到失調社會狀態的整個光譜），也同樣由這條古老的界線來負責感受。

故事沿著人類關係中某種普世性的失落和悲傷感前進，發展到伴隨躁狂症和精神病、發生於外在現實基本經驗中的深層斷裂，最後來到侵犯內在自我的崩潰：喪失了在生命中感覺愉悅的能力，就像憂鬱症可能會有的情況；喪失了滋養自我的動力，一如飲食障礙；甚至喪失自我，就像生命末期的失智症。在這第二維度空間，也就是主觀內在世界的情感之中，我們以想像開始，也以想像結束，不論是在史前時代（「感覺」沒有留下化石。我們無從得知過去的人類有何感覺，所以我們不會試圖成為演化心理學家），或是當代的故事（因為即便到今天，我們也無法憑觀察得知他人的內在經驗）。

但有些感覺造成的影響是可以測量的。只要我們能審慎應用技術來判斷，鎖定那些普世一致的影響，我們或可進行實驗，深入了解大腦的內部運作。

在第三維度空間，每一篇故事都有其線索，這些線索取自健康和失調狀態，有實驗支持、有數據背書，揭露了這種迅速崛起的科學認識。書末的注釋裡包括簡短的參考資料，也就是每一篇故事的科學背景。對這些好奇的讀者或許想漫步其中，依個人喜好踏上各形各色的小徑。每一個連結都會提及許多額外的重要研究成果（因此這些連結主要充當踏腳石，以便進一步探索）——但本書只列出可公開取得的參考資料，確保每位讀者都可查詢。因此，這最後一維度空間，畫著一條科學的軸線，用來引導未受科學訓練的大眾，也就是應該要有機會領會及擁有這裡每一個構想與概念的人。

因此，這份文本不只是一位精神科醫師的經驗，也不只是對於人類情感如何浮現的想像，甚至不只是最新的神經技術。這三種觀點各自運作，像一面稜鏡，各自以不同的方式聚焦在心智所感覺的核心謎團，各自為同樣的風景提供不同的視野。要將這些互異的視角融合成單一畫面並不容易，但要身而為人，要具有人性，同樣不容易。最終，這本書將呈現出達到某種粗粒子解析度的圖像。

我在此要向我的病患表達深切的敬重與感激，是他們的挑戰讓我們得以獲得這種視角。我也感念所有內心備受煎熬的人，他們知道也好，不知道也罷，他們的苦楚已成為我們那幅漫長、黯淡、絕望、無常、偶爾可愛動人的共同旅程的繡畫上，不可拆分的一部分。

◇ ◇ ◇

說說我自己，以及我自己的經歷，或許有助於讀者明白敘事者的扭曲。我，跟大家一樣，主觀多於客觀，只不過是人類視角中的一個有缺陷的部分。在我的早年生活中，沒有任何跡象顯示我走的那條路會帶我來到精神醫學——也沒有跡象顯示這段旅程會蜿蜒經過更不適合我的工程學領域。

我童年的環境時時在變，從小鎮到大城市，從北美洲的東岸到西岸，再到中部，又回到西岸和東岸，跟著我靜不下來的家人，每一兩年就搬去新家。我的媽媽、爸爸、兩個姊姊都跟我一樣，重視閱讀勝過其他消遣。我記得當我們開車從馬里蘭橫越美國到加州時，我每天都唸書給父親聽，一次唸好幾個鐘頭；我的自由時間也大多為故事和詩所占據——甚至在騎車上下學途中，當時最紅的書就危險地擱在手把上。雖然我也讀歷史和生物學，但語言富於想像的用途似乎更令我難以抗拒，直到我撞上一個截然不同、一直在路上等著我的想法。

創意寫作是我大學第一門選修課，但那一年，就在和同學聊天以及之後在課堂上課時，我意外學到一種鑽研生命科學的特殊方式（從單一細胞開始了解起，就算要探究的是最複雜的大規模系統）如何有助於解決生物學一些最深的謎題。長久以來，這些問題看似幾乎不可解，例如：身體是怎麼從單一細胞發展的；或是免疫力的複雜記憶是如何在沿著血管漂流、四散各處的單一細胞中形成、保存和被喚醒；或是癌症的各種成因（從基因到毒素到病毒）又是如何以有用且極為重要的方式，統合到以單一細胞為基礎的概念中。

將小規模的基本理解應用於大規模的複雜體系，讓這些迥異領域產生了徹底的變革。在我看來，這個生物學的共同祕密正深入細胞層次及細胞分子原理，但仍保留對整個系統、整個身體的視角。得知這種簡單的細胞概念可望解開心智的謎題，包括意識、情感，以及被語言所擾動的感受之謎，在我內心喚起的感覺是純粹而有壓力的愉悅，就像東妮·莫里森（Toni Morrison）所謂的「調皮又確信的期望」，亦即人在乍見一條前路時，普遍會有的那種靜不下來的歡樂。

在和同宿舍的朋友吃飯聊天時（不知怎地，那些同學全都是理論物理學家），我發現這是宇宙學家在探究天文等級的時空現象時普遍會有的感受。他們也開始思忖物質最小、最基本的形式，以及支配微距離互動的基本作用力。這個成果既是天空的進展，也是個人的進展。這種感覺既是整合，也是解析，兩者合一。

約莫就在同時，我接觸到（人工）神經網路，對於後來的事態發展極為重要。那是電腦科學迅速發展的分支，不需指引也不需監督，只需簡單地蒐集像細胞那樣的基本單位，就可貯存記憶[1]。那些單位以程式碼（code）的形式存在，只具有簡單的抽象特性，但透過程式的運作在虛擬空間相互連結。神經網路，顧名思義，是受到神經生物學啟發，但這些構想是如此強大有力，使電腦領域後來掀起了一場名為深度學習（deep learning）的機器智慧革命，今天，深度學習運用了大量的類細胞元素，在虛擬空間重新塑造人類探索和資訊方面的每一個領域，包括，報答最初的恩情：神經生物學。

看來，把小東西連結成大群體，幾乎什麼都能達成——只要連結正確。

我開始思考是否可能在細胞的層次上理解像情緒這麼神祕的東西。是什麼在健康或不健康的人身上引發了強烈感覺，適應良好或適應不良的感覺？或者更直接地說，就物理意義而言，那些感覺在細胞層次及細胞連結上來看，**究竟是**何物？我覺得這也許是宇宙最深奧的謎——恐怕只有宇宙起源，以及宇宙本身為何存在的問題能夠媲美。

顯然，人腦在因應這項挑戰時非常重要，因為只有人類可以適切地描述他們的情緒。（我認為）神經外科醫師最有實質接觸人腦的特權，因此，對我來說，要幫助、治療、研究人腦的合理路線，也是最直接的路線，似乎是神經外科。所以在整個研究所時期和進入醫學訓練後，我都往這個方向前進。

不過，來到醫學院最後一年時，我就跟所有醫學生一樣，得完成精神科短期輪調，不然畢不了業。

在那之前，我從未對精神科有任何特殊喜好。事實上，我覺得這塊領域令人不安。或許是可用的診斷工具看來主觀，也或許是在我身上有某個未知的、更為深刻的問題未獲處理。不管原因為何，精神科是我最不想選的專科。反觀我初期探索神經外科的經驗相當令人振奮：我熱愛手術室；熱愛生死攸關的戲劇性，還有與其同時存在的一絲不苟、對細節的聚精會神；熱愛縫合所需的專注、強度、節奏，以及與其對比的高漲激動。因此，當我最後選擇精神科時，我的朋友、家人和我自己都大為震驚。

我已訓練有素，能把腦看成生物體（其實本來就是），看成用細胞建造、由血液供養的器官。但在精神醫學，器官本身並未以我們看得到的方式受創，好比我們可以看見骨折的腿或搏動無力的心臟那樣。遇上麻煩的不是大腦的供血，而是它隱而未顯的溝通過程、它內在的聲音。我們什麼都無法測量，除了用話語——和病患的交流，以及與我們自己的溝通。

精神醫學是圍繞著生物學最深的謎團，或許也是宇宙最深的謎團組織起來的，而我只能用話語，用我最初、最大的熱情，撬開一扇通往謎團的門。這樣的連結一旦實現，便完全重設了我的路徑。而這一切，正如改變生命的斷裂往往會有的情況，就從一次經驗開始。

◇◇◇

輪調去精神科的第一天，我原本坐在護理站翻閱一本神經科學期刊，這時，在外頭的一陣短暫騷動後，一名年約四十幾歲、高高瘦瘦、鬍子稀疏邋遢的病患闖過一扇本該上鎖的門衝進來。他站在我身前約一臂之遙，直瞪著我——兩眼睜大，夾雜恐懼和憤怒。當他開始對我咆哮，我的腸子絞成一團。

就像所有住在都市的人一樣，我對胡言亂語的人並不陌生。但這不是街頭偶遇。那名病患看起來非常警覺，不像身陷迷霧；他的感受穩定而透明，創傷在眼裡鮮明發亮，恐懼千真萬確。他用著似乎是他僅餘的顫抖聲音，加上深切的勇氣，挺身對抗威脅。

而他的言語在痛苦中帶著創意，全是跳脫傳統的使用意義、似乎自帶涵義的詞彙，在溝通效果上有自己的語法和美學，獨立而完備。他直接衝著我來（雖然我們沒碰過面，但他心裡認定我侵犯到他），然而是藉由聲音來表達感受，而這些聲音和感受之間的關係超越了語法或慣用語的限制。他說了一個聽來像是我很久以前在喬伊斯的書裡讀到的新詞：「telmetable」，而隨著他說出比皮膚、顱骨更深，比莖桿、石頭更深*的東西，這一晚成了這間急性病房的《芬尼根守靈夜》。我呆坐在那裡，瞠目結舌，腦子跟隨著他的話語重新接上線路。他在我心裡將科學和藝術一併喚起，不是以平行線的形式出現，而是以相同概念的形式融合為一：既有穩定的必然性，也有不受控制的旭日光芒。這場經歷令人震驚，單一，卻極為重要，而且生平頭一遭，將我的智識生活全部集合在一起。

後來我才知道，他深受某種名為情感型思覺失調症（schizoaffective disorder）的疾患所苦，那是一場情緒和破碎現實的毀滅性風暴，結合了憂鬱、躁狂、精神病等主要症狀。我也知道這個定義無關緊要，因為除了鑑定和處置症狀本身，這樣的分類對治療沒什麼影響，也沒有解釋其根本原因。沒有人可以回答這些最簡單的問題，像是：這種疾病在物理意義上究竟是什麼；或者，為什麼受苦的是這個人；又或者，如此奇特而可怕的狀態是如何成為人類經驗的一部分。

◇ ◇ ◇

* 喬伊斯的原文為「telmetable of stem or stone」。譯注

身為人類，我們會努力找出解釋，就算那樣的追尋毫無希望。而對我來說，從那一刻起，就不能回頭了——我了解得愈多，就愈不可能轉身。那一年年末，我正式選擇走精神科。在完成四年多的訓練、考取執業執照後，我開設了一間實驗室，就位於我就讀醫科的那所大學新設的生物工程學系裡，在矽谷中心。我打算一邊治療病患，一邊打造研究大腦的工具。至少，可能可以提出新的問題吧。

人腦雖然看來複雜，但跟人體其他部位一樣，只是一團細胞。當然，這些細胞好美，包含超過八百億個專門導電的神經元，每一個形狀都像冬季枝繁無葉的枯樹，每一個細胞都與其他細胞建立了十萬多個化學連結，名為突觸。微小的電訊號不斷流過這些細胞，沿著「軸突」搏動。軸突是以脂質來絕緣、能夠導電的神經纖維，它們共同形成大腦白質，每一次動作電位脈衝僅耗時千分之一秒，可測量的電流以皮安（picoamps）為單位。這種電與化學的交會不知怎地造就人類心智可以做出的一切：記憶、思考、感覺——而且全是由細胞完成，可以被研究、被理解、被改變。

一如生物學其他領域的現代主流（像是免疫學和癌症治療的發展），神經科學必須先建立新的方法，以便更深入了解完好無損的大腦裡的細胞。二〇〇五年以前，我們沒有辦法在大腦內的特定細胞引發精準的電訊活動。在那之前，細胞層級的神經電生理學一直大多受限於觀察——用微電極傾聽神經細胞在動物行為時的神經活性。這本身雖是個彌足珍貴的觀點，但我們無法在特定神經細胞中增加或是減少神經電訊號活性，以觀察神經活性對於感覺、認知、活動等大腦機能和行為的要素可能有多重要。我的實驗室在二〇〇四年成立後，率先發展的其中一項技術（名為光遺傳學）便著手處理這個限制，克服在特定細胞內引發或抑制精確電訊號活動的挑戰。光遺傳學是從轉運外來基因物質（某個特殊基因）開始：在生物學上，可以想像成從一個很大的「界」（kingdom），把這個界的細胞中的基因一路送抵至另一個界的細胞。那個基因只是一個片段的DNA，指揮細胞製造蛋白質（一種小生物分子，為了細胞中的特定工作而製造）。在光遺傳學中，我們借用的基因取自於形形色色的微生物，例如細菌和單細胞海藻[2]，並將此外來基因物質運至其他脊椎動物的特定腦細胞，例如鼠和魚。這作法很奇怪，但合乎邏輯，因為我們借來的特定基因（名為「微生物視蛋白」〔microbial opsins〕）一旦送抵某個神經元，就會立刻下令製造可將光轉化為電流的蛋白質。

一般來說，原宿主是利用這些蛋白質將陽光轉換成電的資訊或能量，以引導自由游動的海藻細胞前往理想的生存光度（level of light），或是（某些型態古老的細菌）設定從光線獲取能量的條件。反觀大多數動物的神經元，平常並不會對光起反應——沒理由起反應，因為頭顱裡一片漆黑。經由光遺傳學方法（運用遺傳手法，只在大腦特定神經元製造這些外來的微生物蛋白，不在其他神經元製造），這些被賦予微生物蛋白的腦細胞變得與它們的鄰居截然不同。被修改過的神經元是腦內唯一能夠對科學家所傳輸的光脈衝做出反應的細胞——結果就是所謂的光遺傳學。

因為電是神經系統內最基本的資訊流通形式，當我們發送雷射光（透過微光纖傳送，或用全像顯示將光點投射進大腦），藉此改變流經這些基因修改細胞的電訊號，就會對動物行為產生顯著的影響。我們用這種方式發現了目標細胞有能力產生感知和記憶，而這些大腦功能以前原是難以理解的謎團。這種光遺傳學實驗已證明在神經科學方面具有實效，因為那讓我們得以將個別細胞的區域性活動與大腦的完整觀點連結起來。現在，我們正在適當的脈絡下進行因果關係的測試——只有在完好無損的大腦中，細胞才可以產生行為背後的各種複雜功能（和功能障礙），就像單獨的詞語只有在相關的文句語境下，才有益於溝通。

我們主要是在小鼠、大鼠和魚的身上做實驗，因為這些動物有許多神經系統的結構與我們雷同（只是在人類，結構會按比例放大不少）。這些脊椎動物跟我們一樣有知覺、會做決定、會記憶和行動——若以正確方式觀察，這些行為會透露我們共有的腦部結構內部如何運作。於是一種探究大腦的新途徑出現了，那就是設法汲取微小、古老的演化成果，使其為我們效力——借自那些位於生命經緯最初期、最深層的錨點，幾乎從一開始就已和我們的種系分道揚鑣的生命形式。

這種在完好大腦裡解析細胞的原理，也啟發我的團隊發展另一項後續技術：水凝膠組織化學（hydrogel-tissue chemistry，我們在二〇一三年以名為「CLARITY」的形式首度發表，此後這個主題出現多種變體）。這種方法運用化學的技法在細胞和組織裡打造透明的水凝膠，某種柔軟的水基聚合物[3]。這種實質轉變會協助將大腦這樣的完整結構（一般而言密度高而不透光）變成光線可自由穿越的狀態，進而得以讓組成細胞及其內嵌的生物分子以高解析度的視覺圖像呈現出來。所有令人想探究的部分仍鎖在原地，仍在3D組織內，喚起我們對童年美食的印象——如同加了明膠的甜點，可以看到一小塊、一小塊的水果嵌在深處[4]。

光遺傳學和水凝膠組織化學有一個共同的主旨：現在，我們可以原封不動地觀察大腦、研究那些產生功能的成分，不論是健康或生病的系統，都不必拆開來看。詳盡的分析（此乃科學過程永遠不可或缺的一部分）可以在完好無缺的系統裡進行了。這些技術（及各種搭配互補的方法）所引發的驚奇已蔓延到科學社群之外，也協助催生出多項以了解腦迴路為宗旨的全國性和全球性計畫與倡議行動[5]。

如今，透過這種方法，並整合其他實驗室在顯微鏡學、遺傳學和蛋白工程學方面的技術發展，科學社群已在細胞如何產生腦功能與行為方面獲得萬千洞見[6]。例如，研究人員發現了特定軸突連結會跨越過整個大腦（就像嵌在繡畫裡的經線，與其他無數絲線縱橫交織），而透過這些軸突連結，位於大腦前額部分的細胞可以深入支配恐懼和追求報酬等強烈情緒的部位，並協助抑制會將這些情感和驅力轉為衝動行事的行為。之所以能夠有這些發現，是因為我們現在可以精確掌控那些特定連結，這些連結是由各自的起點和其穿越大腦的軌跡所界定；我們可以用思想和感覺的速度、在動物生命做出複雜行為的同時精確操弄這些連結[7]。

這些深深嵌在腦中的軸突既協助確立大腦的狀態，也引導情緒表達。藉由這種方式，將我們對內在狀態的理解建立在精確劃定的物理結構層次，我們也取得了關於過去、關於我們演化的具體見解。之所以出現這種見解，是因為這些物理結構是在我們早期發育和嬰兒時期因基因作用而形成的，而基因正是數萬年來演化塑造人類大腦所用的工具。所以我們體內的纖維，在某種意義上，既穿越我們身體裡的空間，也跨越我們存在的時間——是錨定於人類史前史的遺贈，是我們祖先存活所不可或缺。

這條與過去的連結不是什麼魔法，完全不是榮格（Carl Jung）所謂的「集體無意識」（collective unconscious）交流之類的東西（他認為我們和遠祖之間有這種橫跨時間的神祕連結），而是由腦細胞結構所產生，是前人留給我們的物質遺產。我們今天所擁有（及研究）的這些連結，一開始的早期形式是某些生物因緣際會創造出來的——也就是個體之間的某種變異。那些生物可能比當時其他生物更有效地生存與繁衍，因此也將支配那種腦結構傾向的基因傳承下來，給了我們，給了現代世界的其他哺乳動物。所以我們現在感覺到的，確實也可能是我們的祖先當初所感覺到的——不只是偶然，是時常，而且是以對他們饒富意義的方式去感覺。

這些內在狀態透過他們的求生意志遺贈給我們（有時是幸運使然）——孕育了人類，帶著我們的感覺，和我們的弱點。

◇◇◇

現代腦神經科學的前景甚至擴展到處理人性弱點和緩解人類痛苦的可能：從運用我們新發現的腦迴路因果知識（以細胞層次的精準度來看，是什麼原因確實讓什麼事情發生）來引導治療性的腦刺激術，到發現與精神疾患有關的基因在大腦電路中的作用，再到為那些長期受苦、長期背負污名的病患喚起希望。因此，科學進展已深深影響臨床思維——這是基礎研究的重要性，雖無新意，但依舊美好——不過我也有倒過來的看法：臨床工作同樣強有力地引領了我的科學思維。精神醫學已反過來驅動神經科學，而這個想法令人著迷：人類受苦的經驗，以及有關老鼠和魚腦的觀點，正互相交流。神經科學和精神醫學正通力合作、按部就班，在更深的層次相連。

有鑑於過去十五年來的發展，回頭省思我最初與精神科不搭軋的那份感覺，是件有趣的事。我在精神科病房第一次出乎意料的遭遇——那叫囂、那恐懼、那份透過別人的眼睛經歷駭人現實的脆弱性，對我的衝擊是如此深刻，使我有時不得不懷疑，我是否已在不經意間做好準備，做好調整，積極接受那一刻特別的洗禮，畢竟對很多人來說，那一刻不過是個令人不安的邂逅。個人的啟發，一如科學的發現，可能來自出乎意料的方向，所以現在我認為，我在那一刻修正了路線就像是某種寓言，反映了先入為主判斷的危險，以及我們需要與人直接接觸，才能真正了解所有與人有關的事。

還有另一個具有寓意的面向：光遺傳學的故事是一個寶貴的經驗，讓更廣大的社會政治世界明白純科學的價值。一百多年來對藻類和細菌的劃時代研究，是我們在建立光遺傳學和深入了解情緒及心理疾病時不可或缺的，但這條路線不可能在一開始就預期到會這樣走。光遺傳學的故事，一如過去其他科學領域的演變所證明的（未來也是如此），科學實踐不該過分強調轉譯*，甚至不該太偏向與疾病有關的問題。我們愈是試著主導研究方向（例如將公共資金過度集中於鎖定特定療法的大型專案），就愈可能拖慢進展，並同時導致那些尚未發掘的領域中，能真正改變科學進程、人類理解的進程、人類健康進程的洞見，就將繼續籠罩在陰影中不被發掘。對醫學、對科學、對我們所有人而言，

* 轉譯醫學（translational medicine）是指將基礎生物醫學的機轉研究「轉譯」至臨床科學應用。編注

要找出並追蹤我們穿越世界的軌跡，來自意外方向的想法和影響不但重要，而且必不可少。

現在，我有時會想像自己找到那名患有情感型思覺失調症的病人，跟他分享那次讓我心臟重擊的初次覺醒，跟他坐下來靜謐地交流片刻——雖然那已經是很久以前的事了。「對於不可能之事的接受能力」與思覺失調光譜上的疾病本質相當接近，所以他如果得知自己那天跨過護理站門檻的舉動可能已用它本身的方式協助推進精神醫學和神經科學，他或許一點也不意外。就實質意義而言，我們的對話如今可以為他，也為我確認一件事：雖然他備受折磨，但從某個角度、某個觀點來看，他的經線與我們所有人的一致，且徹底融入了人類經驗共有的繡畫之中，而在那幅繡畫裡，他的病情並沒有比整體人類更重。

1

涙的倉庫

Storehouse of Tears

群星間，那些線條筆直飛掠。
夜，並非他們哭喊的搖籃，
哭喊者，使深海的樂句波瀾起伏。
那些線條太過幽暗太過鋒利。
心，於此臻至單純。
沒有月亮，映在一片銀色的葉。
身體，並非可見之身形，而是一隻眼
端詳著自身的黑色眼簾。

——華萊士・史蒂文斯（Wallace Stevens），〈塔拉普薩群星〉（Stars at Tallapoosa）

我必須把馬提歐訴說的故事抽象化才能烙印在腦海，必須把那幅心理圖像捶打成可摺疊式的擔架一樣，塞進我見過的所有其他畫面之間。如此，我才能不去回想他被安全帶懸吊在翻覆的車裡多久了，不去思考眼睜睜看家人在身邊死去的感覺有多無助，而讓思緒停駐在一個瞬間、一幅定格畫面。

或者，經由把馬提歐這個人簡化，我便可以將他降維，縮小他占據的空間——在我心裡把他的人體組織壓縮成單一平面。這樣，我就可以把他的故事和我聽過看過的其他故事綁在一起，讓它們變得像一疊舊報紙，沒有個別特色，全部熔成如雨的淚。如此一來，痛苦便可歸納成由十條或一萬條生命構成的、可駕馭的單一物體。我不知道我為什麼哭不出來，他開始說，而在故事說完，統統捆在一起後，似乎與人類世界的任何結局如出一轍。

在這種極具毀滅性的片刻，醫師的心會袒露在外，醫學訓練裡卻沒有保護它的正式規範。醫師、護理師、戰場士兵、災變社會工作者——這些人全都得靠自己學會防禦，才能與極端的人類苦難共處。痛苦不只巨大，而且持續不歇，日復一日、年復一年地墜入無止境的深淵，倘若沒有一些防護，會無法承受。

見到別人痛失摯愛，我們會有與生俱來的衝動去建立深而廣的連結，試著在自己心裡感受對方完整而複雜的表徵，試著充分了解那齣悲劇的意義。但在面對極度駭人的苦難時，可能會有幫助的反而是限縮我們的感知以約束同理心，在患者人生的大幅繡畫中找出某一個點來體會，在構成局部形狀色彩的千絲萬縷間將焦點放在某一處。

重點是要知道，完整的視野可得，但全心地感受並無法讓悲劇變得可解——情感再深似乎也無助於我們在悲痛時刻達成精確的任務，無論是執行技藝精湛的腰椎穿刺，或是進行困難的心理會談來觸發難以言喻的感覺，都一樣。我們看待問題的視角一有可能便會擴大，有時毫無預警——可能在開車回家的路上，或身邊的孩子突然啜泣時。那些原本看不見但始終可以觸及的，是病患人生及夢想的所有範疇中經緯交錯的軌跡，從它們的錨點、它們的起點開始，穿過在災難與衝突的那一刻匯聚的重重旅程、種種關係，直到那時，這一切才會倏然浮現。

每一齣悲劇至今仍給我強烈感受，每一個受苦的人仍被我小心翼翼放在心中，就算這些年來一直有更多、更多人進入——每一位在車禍後嚇呆的父親、每一位在聽到孩子診斷出腦瘤之後語無倫次的母親。我們需要關懷；在人生年紀尚輕或接受醫師訓練之初（有時還會更遲），累積的案例還很少時，單單一次經歷便可能如風暴一般席捲、橫掃內在自我（inner self），也就是我們看見及感受人類各種表徵的部分。我們重視的人會化為具有紋理的影像，小心安置在自我的隱藏空間，就像將繡畫掛在屋子有爐火亮著的廳堂最深處；或放在主樓，如果我們是城堡的話。

◇ ◇ ◇

我該做好更充足的心理準備，可惜當時沒有跡象顯示主樓竟如此脆弱。在碰到馬提歐之前（當時我的角色是值班的資深精神科住院醫師，被叫進急診室評估他的情況），我已經多年沒有被自己的同理心狠狠傷害過，從我還是年輕青澀的醫學生時就沒有了。但那時情況截然不同：在醫學院時期，我的感覺主要只是感覺，而不是對感覺的感覺（感覺在後來成為這種比較安全的形式）。而身為醫學生，我也始終是比較脆弱的：在醫學的殿堂踏入成年期，還不會下指示或開處方，仍在學習醫學領域的語言，雖然在醫學之外的世界，我正以單親爸爸的身分撫養一個孩子。

在遇到馬提歐多年以前，在那個初次傷我且傷得最深的夜晚，我是學校兒童醫院小兒科的醫學生，值不太忙的夜班。那晚的第一項任務，算是當晚後來另一項工作的短暫前奏，是批准一個患有囊腫性纖維化的家庭住院，並詢問病史。病患是一對三歲大的雙胞胎，因急性呼吸窘迫症候群一起被帶進來。那兩個孩子呼吸困難。

不得不說，那個家庭非常熟悉住院事務，過去住院多次，而那對父母堪稱流程專家，專業到我一開始提問就把問題答完，專業到兩人正在辦離婚手續。隨著雙胞胎出生，他們發現了兩人的結合似乎有個隱藏的缺陷。在多數囊腫性纖維化的家庭，父母本身沒有症狀，但各自有某個基因的其中一套發生突變。哺乳類動物幾乎每一個基因都有兩套，所以如果只有單一基因受損，通常不會顯現不良後果，靠另一套基因就能健康生活。

父母兩人都是健康的囊腫性纖維化帶因者，帶因者攜帶的東西往往不為人知，要到孩子背著更沉重的擔子出生（也就是兩套受損基因）才會明朗。這道數學很簡單，而我在那天晚上得知，那對父母已達成一個看來簡單而務實的共識：趁兩人還年輕，及早分開再婚，各自尋找非帶因者，追求更健康的家庭。他們想挑戰群體遺傳學那股非人力所能控制的影響力，但在他們的抵抗奏效之前，我得先熬過這對生病雙胞胎放聲哭喊、淚流不止的騷亂，耐心建立事實清單，在喧鬧聲中整理好病史，完成住院程序。

那天半夜，當四周好不容易恢復寂靜，我們接獲消息，某院區正送來一名緊急轉診病患：經檢查後發現腦幹受損的四歲女孩安蒂。

這一夜的事，以及接下來發生的事，將如影隨形跟著我好幾年。它是一道深深的刮痕，或許比我意識到的還要深，或許已經一路刺穿了我。我協助安蒂住進病房。她綁著高馬尾，可愛迷人，帶點恍惚，跪在病床上，把娃娃圍著自己排好，兩眼有一點斜視，一顆眼珠稍微偏向內側。那天傍晚，她跟家人玩傳接球的時候，簡直看不出有斜視。能在戶外待到比平常晚，她太興奮了，這個細節幾乎遭到忽略——那只是薄暮中的輕微複視罷了，因此只引發一丁點憂慮。

我很快就發現自己陷入困境，雖然我是為了這個病例集合的一小群人裡面最不重要的一環。我們全都擠在住院部門的小組工作室。會議剛開始時，我靠牆站著，才一眨眼，我已經沒辦法考慮要不要坐下，甚至沒辦法去想要不要把重心從抽筋的一隻腳轉移到另一隻腳，因為眼前場面的情緒衝擊太大了。會議一路開到清晨，我就這樣僵在原地，僵到天快亮。

安蒂的父母帶來單獨一張灰色的長方形底片，腦幹掃描圖。這張掃描圖被手緊緊攢著、怨恨著，那是他們得以從院外深谷長驅直入的門票。他們帶著它穿過黑夜，來到這間無窗的小組工作室，而現在它放在燈箱上，成了背光的灰色安魂曲。安蒂的父母紅著雙眼，眼角噙淚，就在我對面，卻彷彿已被轉置於不同時空，在擁擠的房內，不知怎地顯得只有他們自己孤身二人。紀錄醫師是小兒神經腫瘤主治醫師，人就在我左側，他坐下來，身子前傾。他很晚才被叫進來，不是為了執行手術，也不是為了臨床決策（那晚沒有什麼事能做），而是為了向那家人解釋我們所做的身體檢查，以及判讀那張底片的結論。

當晚，話語是那位神經科醫師唯一的工具。他一傾身就是好幾個小時，一次也沒有放鬆地往後靠，一眼也沒有看我或團隊裡的任何人，一整夜，他的話只講給擁擠房間裡的兩個人聽，只獨獨講給孩子的爸爸、媽媽兩個人聽。

複視對我們不算神祕難解。是掃描發現了什麼。她的橋腦上有陰影。

在顱底的腦幹上，有一個由細胞和纖維組成的凸起物，名為橋腦，構造緻密而且重要，將腦內使我們生而為人的一切連上脊髓及離開頭顱的神經。如果橋腦裡纖維通過的路徑中斷了，醫師不用斷層掃描、不用MRI（磁振造影）就看得出來：不需醫學影像，只需人的影像，只要望進人類眼裡就知道。

安蒂有斜視，不過只有一眼往內偏，往她的中線偏——因為她左眼球旁邊的一條小肌肉（名為外直肌，負責將視線橫向外轉，以追蹤傳歪的棒球）失去了作用。那條纖細的肌肉不再接收大腦發出的指令。它的專用溝通管道，也就是它的神經，陷入了沉寂。

這第六條腦神經（頭顱共伸出十二條）叫「外旋神經」，相較於其他蜿蜒、分岔又交叉的腦神經，它的軌線奇直無比，因此還摸不著頭緒的醫學生都喜愛。外旋神經是單純的老六，一條神經服務一條肌肉，也就是只做一件工作（使眼球外轉）的外直肌。外旋神經全位於腦幹一側，線路深深穿過橋腦最中心，履行它唯一的職責。

但現在，今晚，外旋神經扮演另一個角色，回報腦幹的異常情況，訴說有哪裡不對勁。而在底片上，我們可以看到那座「橋」被一個形體，一塊陰影籠罩著，證實了診斷。橋一側的神經線路斷了，所以兩眼再也不會一起轉，再也無法一起瞄準共同目標。

當兩隻眼睛能協調運作，當我們這種靈長類的兩隻眼睛能一同面對這個世界，那是很美妙的事。兩隻眼睛接獲大腦的同一道指令，在天色漸暗、寒意漸濃時追著爹地丟出的球。但這兩隻形狀和角度些微不同的眼睛卻未彼此相連。要讓兩隻眼睛一起行動，不會重疊影像、形成複視，很多事情必須協調得完美無瑕。

這份挑戰尤其討生物工程學家歡心，因為那是設計需求的典範（paradigm）。這種生物學的同步和對稱一旦達成，就必定代表了信任、真實和健康。兩個感應器，兩隻眼睛，在最精細的時間邊緣達成平衡。生物系統裡永遠有溝通不良——噪音、變異、混亂，有時甚至欺騙更為有利，因此每個系統都需要回饋來核對和校準。生命初期，在我們意識到之前，複視就是那個回傳的錯誤訊號——接著我們的大腦就會修正錯誤、調整沿著腦神經傳輸給眼部肌肉的指令、小心校準，直到偏移消失而我們只看到一個世界為止。

於是世界融為一體，直到錯誤在一些人身上去而復返——此時此地，這名小女孩就是如此，而那樁錯誤永遠無法矯正。當這雙眼的其中一隻微乎其微地偏離，我們就知道有侵入者，知道有疾病發生，隨著陰影擴散，通過橋腦的神經纖維愈來愈紊亂。不可能是其他腦神經了，就是外旋神經，十二條腦神經的第六條。這種腦幹腫瘤一定就是老六出狀況，機警而直接，就像邊境部隊一定會回報入侵者來襲時第一陣微弱的馬蹄聲。

那天晚上，主治醫師小心翼翼不提示任何肯定的預後，但我之前在課堂上和巡房時都夠專心，所以知道一場死亡進行曲已然開始。這叫DIPG，橋腦神經膠細胞瘤（diffuse intrinsic pontine glioma），而她剩下六到九個月的生命。她的父母感覺得到這件事，但並不真正知情；他們沒有得到確切數字，但隨著新現實已然確立，他們心裡有數。就像有一個纖維狀的侵入者迂迴滲入他們的內心世界，把他們每一個想法、每一種知覺都和呼吸的感覺、生命本身的感覺糾纏在一起。他們的言語乾涸、被緊緊勒住，一團混濁地從喉嚨被拖了出來。

我知道遠比那更糟的事，他們當時不可能想到的事。我知道即將降臨的是什麼樣的死亡。幾個月後，安蒂會無法講話，無法動彈——全身癱瘓，只有兩眼睜大，仍和那天晚上一樣明亮、機警、敏銳。當橋垮了，橋腦全塌，就是被鎖在裡面，名副其實的陷入噩夢。

一切急轉直下，如此迅速。只不過是在一個平日晚上去地方醫院，檢查小女兒的複視問題。我自己的小孩正值差不多的年紀，快四歲，但我很難讓自己細想這件事實超過半晌。那一晚，那個念頭一來，都會被體內某種別的處理程序畏懼地關閉，感覺就像一道重門被猛然甩上。我那時就認清了，這是一種粗野、不成熟的防衛（別看，別連結），但暫時有效。

往後幾天，我意識到了一種新的悲傷。當我學著把那扇門打開一條細縫，剛好足以透進一點光，剛好足以看到安蒂和我兒子的關聯，並從那條縫隙瞥見她父母的悲傷遠遠超乎我所能想像——在我這麼做的時候，憤怒的淚水湧現，因為我對這種疾病的實體存在莫名地忿忿不平，對我們的世界竟有DIPG存在怒不可抑。必須有打敗這種惡意的希望；必須有治癒安蒂的希望。

在我陷入最低潮時，一個意想不到的念頭浮現腦海，是這孩子播的種，是這股憤怒滋養了它——有人可以這樣過日子，但我不行。我沒辦法在醫界持續下去，沒辦法一輩子行醫。我要撤退，退到避風港——退去研究室，我這麼告訴自己。退去我非常熟悉的科學港灣，沒有女孩殞命的地方。

但這場風暴的能量，那些悲傷、那些憤慨、那些虛妄的希望和撤退，隨時間耗盡了。新的經驗湧上思想和感覺的前沿。我痊癒了——不過仍不成熟，逐漸用牆隔開傷害，就像形成膿瘡來封住感染。隨時間過去，我不再抱持期望，我只能這麼想：這個世界需要從我這裡得到的不只是希望。

至於安蒂，我們無計可施。對於DIPG，當時沒有手術可安全無虞地介入，處理橋腦裡掌管生命、呼吸和運動的纖維物質，也沒有化學或放射線療程具有持久的效用。我跟她的父母一樣無法保護她躲開已經發生的事，那東西鬼鬼祟祟籠罩在腦幹的暗處，在頭骨和皮膚底下，在仍然輕輕托著她的腦的那層薄膜底下。軟腦膜（pia mater），我們這麼稱呼那層膜。拉丁文原意：慈愛的母親。

當我不再抱持期望，淚也不流了。我專心向外，將注意力聚焦在構成人類生命的家常細節。我調離小兒科，再也沒見過安蒂。那不可承受的被承受了，她的結局被知曉了，但未親眼目睹，而現在，她仍在我心中。

◇ ◇ ◇

直到今天，那些感覺仍會流遍全身上下——不過現在會在淚腺前停住。那種內在狀態永遠都在那裡，隨時準備回返，雖然現在的情緒比較溫和，也比較複雜；世界變了，我也變了。我內心深處有更多他人的表徵，和安蒂互相連結，支撐她。

那些回憶現在也隨著科學進展及光遺傳學方法的發展織出了紋路。光遺傳學讓我得以細看腦的內部運作、探究情緒的內在狀態是如何在細胞層次建構、測試這些建構元素有多重要。運作方式是這樣的：在一個生物體內重建另一生物的部分設計，讓這個新部分得以存留在接受體中，並且融入整體。這個部分，一個基因，接下來會提供新的行為準則來影響宿主的行為——就像一份洞見或新奇的經驗能做到的。

在生物學領域，一個生物體跨過界線進入另一個生物體是常有的事，有時是自發性的，有時是有意設計。可以是單一細胞越過邊境，僅載運生命的普遍要素——ＤＮＡ，一組遺傳密碼，一種活生生的核酸，在極薄的脂肪外衣裡，搭著這艘不結實的救生艇輕快越過邊界。這是地球生命的故事，每一個方向的越界傳播都能發生。尤其在距離遙遠、障礙難以克服的時候，對界線兩邊的生物而言都是絕佳的機會。

地球上的每一種動植物，包括每一個人類的生命，都要歸功於這類來自異邦的旅客：一種名喚古細菌（archaebacteria）的古老微生物，它們在二十多億年前的旅程中進入我們的細胞祖先並定居下來，帶來用氧製造能量的神祕技能[1]。那些旅客是侵略者，突破障礙闖入、企圖消耗和破壞嗎？或者，我們自己的基因祖先才是進犯者，狩獵、併吞，包住體型較小、自由自在、活力充沛的燃氧者呢？

最終，要緊的是拓樸結構，而非意圖。真正重要的是，有某個實體通過邊界了。這樣的遷徙對雙方都有風險，但是當較大的生物向較小的學習，保留而非摧毀小生物時，危險的越界行為反而可能造就一種新的生命體。以我們這個種系的案例來看，我們就是這樣得到了生之氣息。

由於這兩種生命突然共生，如果可以，必須一起演化，互相適應彼此的限制和怪癖。它們有足夠的時間處理，有好幾億年，只要它們的結合沒有立即造成災難。這麼長的時間足以讓這個新合體進行演化，依循當初讓生命得以出線的達爾文選擇法則。最初，正是同樣的法則讓每一個部分、每一個夥伴得以單獨形成。

如果將新的生命型態比喻為一種文化，那麼，次文化則可以在合體裡保存。那小小的燃氧者成了我們的粒線體，也就是每一個細胞的能量工廠。它們的起源是如此古老，所以使用截然不同的方言訴說生命的DNA密碼；在跟我們一起生活的數十億年來，它們一直在私底下說著母語。與此同時，為了生存這個共同目標，這些微生物也用其他無數種方式適應我們的文化。而我們也在調適，慢慢變得絕對需要燃氧者，一如它們需要我們——現在它們已經成為我們的一部分，永遠不會再分開了。

這些從微生物到動物，或從微生物到植物的微小遷徙，對地球重要至極。這些遷移可能改變地球能量從太陽傳遞到植物，再到動物的全面流動，並因此改變了地球景觀。這樣的遷徙發生過很多次，其中有一些存留了下來。雖然成功率極低，但宇宙有數十億年的時間可以運作——而在過了那麼久之後，低或然率成了必然。

但在過去的十五年，微生物的DNA透過人類之手抄了光遺傳學這條捷徑，再次回到動物細胞內[2]。微生物的基因不是被引入我們的身體，而是被引入實驗室的動物細胞；不是靠著偶然的機緣巧合在各「界」之間傳播，而是經由引導。是科學家加速了基因資訊傳遞的速度，跨越浩瀚的遺傳和概念空間，在上面搭起橋梁，連接生命之樹的分枝。

今天，為了理解細胞電活動的脈衝是如何造就腦部妙不可言的運作，我們尋求以極高的精確度掌控腦細胞，取代了隨機的演化之手。不想等上十億年的我們，從另一個古老的DNA數據流（依然存在於自然世界的微生物中）取出特定基因，直接置入哺乳類的神經元。我們這麼做，是要利用這類微生物所發展出來的獨特煉金術，也就是將光（而非氧氣）轉換成能量和資訊——透過專門的基因（名為「微生物視蛋白」）將光轉換成離子電流，穿過細胞膜。而離子電流，亦即帶電粒子的運動，剛好是神經元活化與不活化的自然訊號。

大多數神經元平常不會對光做出這樣的反應，然而，到頭來，它們只需要單一外來基因，也就是微生物視蛋白，就能做這件事。接著，實驗者再多給予一些要素，包括將視蛋白置入特定細胞進行測試（只讓這些細胞對光起反應，其他細胞則保持不變）的遺傳工具，以及將雷射光引導入腦中的的特殊實驗方法（透過纖維光學或全像投影，只把光帶到特定細胞組織）——光遺傳學於焉誕生。

用這種方式，經由將遠方光線送入動物體內執行複雜的生命任務，我們即可直接在神經元引發電活動，就像在指揮、引導樂隊奏出音樂。如果大腦功能（感官、認知、活動）是音樂，那腦細胞就是十微米大小的樂手，在哺乳類的腦內，有數百萬到數十億不等的數量。光遺傳學是用光來指揮神經迴路的活動，引出自然世界的樂章，讓動物依細胞原本的設計演出，形式與功能皆出自腦內的個別細胞和細胞型別。

光遺傳學把小女孩安蒂和年輕人馬提歐這兩名病患帶到同一處，就像小和弦的兩個音符那樣，連結了這兩個求助於我的人類。兩人各患有一種疾病，在幾乎一模一樣的微小位置破壞了不同的自然內在和諧，而那個位置，就位於哺乳動物腦內最古老部位的深處。

◇ ◇ ◇

「我今晚為什麼在這裡？」馬提歐問。他摘掉眼鏡，小心放置在輪床上。「因為我不知道我為什麼哭不出來。」

他望著攤開在大腿上的雙手，對著兩個掌心輪流思忖，似乎不明白那裡為何空空如也。然後他又抬眼看我，他的故事開始慢慢流瀉，以一種被動的方式，因重力的作用被排出，而後枯竭。

他是被他三個兄弟帶來急診室的，他們正在走廊盡頭的狹小等候室來回踱步。我踏入診間看到他的第一眼，覺得他挺像孩子——不過二十六歲，但看起來更年輕，皮膚光滑，深褐色的眼睛鑲在黑色粗框眼鏡裡，孤伶伶坐在第八診間，一副弄丟背包或在擔心功課的樣子。但那份印象才一眨眼就消失無蹤。

他告訴我，八星期前，他的新婚妻子、他有孕在身的新娘，在他們的車子裡被壓死了。一天深夜，當他們在漆黑中行駛於鄉村公路上，從他身旁被偷走了。當時，他們從門多西諾一間民宿度完週末，正要打道回府，就在行駛時，一輛白色廂型車橫穿過他們的車道。

馬提歐來不及煞車，廂型車逼近，死亡降臨。最後一刻，他奮力做出困獸之鬥，猛力把方向盤往左邊扭，於是他們的小車翻到中間的安全島，撞上一棵佝僂在那兒、靜靜等待這一刻等了五十年的小樹。他們倒吊了一個鐘頭，馬提歐毫髮無傷，被困在妻子破碎的身體旁。這年輕的一家子在自己的安全帶裡靜靜地邋啊邋——還有那個小生命，在她體內深處跟著她一起慢慢冷卻，她柔軟的懷抱裡並不安全。

這會兒他凝視牆壁，懷裡空無一物。兩個月後，他仍有發自內心深處的恐懼，但也有冷漠、麻木的孤立感。我不知道我為什麼哭不出來。接下來一個小時，我跟著他給的線索問了更多，了解他的生活、他的職業、他從巴塞隆納移民的歷程。他是建築師，愛下棋。婚禮當天，看到新娘從戶外花園的小徑走來，他哭了，沒多久又哭一次——當他知道她懷孕的時候。

這個男人的內在自我、他的情緒，被持續地投射到世界上，但是他已然被降維了。就連他的詞彙都平淡無味。他看來像是被晾在一旁，被時間隔開，只望著一個方向。我問他有何打算，他說完全沒有。他甚至連未來的幾分鐘都無法看到什麼指望，就像一道無形、不真實、毫無特徵的白牆。

未來雖一片迷茫，錯綜複雜的過往仍令馬提歐備受煎熬。有一條特別的線縈繞著他。記憶旋轉翻騰，他的大腦聚焦在數年前的一個剎那，他撞死一隻具有高等智慧的哺乳類動物，一隻浣熊——當時也是在公路上。那時他一個人，在天色朦朧的清晨疾馳過寬敞的二八〇號州際公路，而那隻浣熊就在前方快車道，僵住身體，回頭看他。他沒有轉向，因為他很篤定，很明白自己那部龐大機器以那種速度突然轉向有多危險，就直直開了過去。為了大家好，反正這是他要做的決定，他要扼殺的生命。衝擊只有一瞬，砰的一聲。那一家子已回到窩穴等待溫暖和食物，但溫暖和食物不會來了，現在不會，永遠不會。他的車繼續奔馳，一路奔馳，把馬提歐載回家，就他一個人。

他真心誠意試著理解過去發生的事。他以前的所作所為對後來發生的事有多緊要？他播放著人生的一舉一動，播了又播——是因為他之前沒有猛然轉向，因為他沒有力求不傷害其他生命，所以這次他才必須猛力轉向，並因太過用力而害死妻子嗎？他一直在心裡拆卸過去的決定，剖析動作，切開環節與聯繫——但現在都是無解的反芻了。只留他獨自一人，孤獨的王者，沒有目標，停滯不動。他想捶打地面，想質問上帝，想知道他為什麼還在這裡。我不知道我為什麼哭不出來。

◇ ◇ ◇

在失去新婚妻子的丈夫眼中，淚水意外缺席；而在年輕的醫學生眼中，卻意外地出現了。眼淚總不時讓我們驚訝：這樣的複雜性與主觀性或許看來並不是科學可以解釋的。科學家要開始理解這些謎題，可能首先必須設法歸納、簡化，找到視角，以刪去眼淚的主觀性，留下某種可測量之物。但在這裡，眼淚的外在整體與內在本質似乎都只有主觀性。

不需要因為諸如此類的難題而停止尋求解釋。多數現代的探索領域，在其歷史之初，都沒有馬上被科學的對話和正典所接受。新的構想往往會被放逐到外圍一段時間，但最終仍會發展成可接受的科學論述，只要某件有趣的事情能測量出前後一致的結果即可。例如，經過近年一場引人注目的科學變革，現在我們已確定我們的物種，智人，是否曾與史前時代的人族，也就是和智人共存於歐亞大陸數千年的尼安德塔人交配過。才不過數十年前，這個疑問仍是推測和言情小說的主題，但近年來已退到一邊，讓路給明確的事實知識了。我們不僅知道尼安德塔人確實有過雜交，也確切知道有多少現代歐亞人的基因組是出自這樣的互動——約二％[3]。這場從虛構到科學的轉變是因為一種新的測量法誕生——事實上是名為古遺傳學（paleogenetics）的新領域，而那正是技術（化石骨骸的DNA定序）結合了人類好奇心（體現在一些現代遺傳學研究室先驅的工作）的成果。

我們是誰、我們來自何方，這樣的問題在測量出那二%後，如今已有更好的問法。但關於四萬年前歐亞非熔爐跨人族交配與滅絕的悲喜劇，仍有許多細節尚待探究（有些可用DNA定序判斷）——四萬年前，最後一個尼安德塔人獨自在他最後的根據地（伊比利亞沿海附近的一個隱密洞穴）虛弱地吸進最後一口氣，再悄然吐入陰冷的空氣中，自此銷聲匿跡，那距今不過一千四百世代[4]。

然而，違背常理的是，就算將一個問題和一個答案配成對，以及找出像二%這樣的數字，人類在演化上的長征之謎並沒有因此而縮減。科學知識拓展了人類想像的範圍。我們對自然世界有更深層的了解，以此為基礎，幻想無遠弗屆。現在，在同樣的這條軌道上，還有其他硬科學的生力軍——甚至包括內在心理狀態，如憤怒、希望、精神性疼痛等等，以往我們只能靠親身體驗才能領會這些狀態，因為它們像光和天氣一樣不請自來，像風暴，像黎明，像悄悄蔓延的暮色。

◇◇◇

科學過程幾乎都是從測量開始，而內在狀態雖是主觀感受，但也可能具有可供測量的表現。一如光遺傳學實驗所證實的，這些表現的外觀，可能是由神經軸突的軌跡形成的實體形式。這些神經纖維構成哺乳類動物腦內三度空間的繡畫，而針對焦慮的纖維所做的探索，就是這類科學進展的早期例子。

焦慮是一種複雜的狀態，我們可以透過觀察自己的內在狀態知道它的特徵：身體機能改變（心跳加速、呼吸急促）、行為改變（憂慮、易受驚、就算沒有立即威脅也避免冒險），而最終，還有在主觀上一種負面或嫌惡的內心狀態（感覺很糟，可以這麼說）。

諸如此類十分明顯的特徵，很可能必須由腦內同樣多變的細胞所生成。光遺傳學（連同其他方法）闡明了這種我們多數人都如此熟悉的複雜狀態如何可能是由不同的細胞，以及它們在腦內各處的連結所組合和分解。對於焦慮的每一個組成要素（呼吸速度、風險迴避、不愉快的感覺等等），我們已透過光遺傳學個別地發現、評估和掌控可能負責的不同軸突纖維了。事情是這樣辦到的：

想像大腦深處有個地方，一個定位點，有許多神經纖維放射出去，彷彿從一個纖軸射向另一個，條條向外延伸，以此連結散布大腦各處的目標位置。向外神經連結（以軸突的形式）就是像這樣，從單一焦慮控制區上一個名叫杏仁核的深腦結構出外冒險——更精確地說，是從杏仁核所延伸出來名為「終紋床核」（BNST）的部位投射出去[5]。

這些纖維延伸、下潛、深入各處，找到製造焦慮所有要素所需的細胞。有一條甚至來到橋腦，來到安蒂那塊陰影的所在位置。

大腦是如此縱橫交織，如此錯綜複雜，我們是怎麼知道這些纖維真的特別重要？正是在此處，我們可以引進來自微生物的基因，為每一條纖維提供新的邏輯。在沒入顱骨底下的寂靜黑暗中，我們傳送了來自外來者的新行為準則。我們教導一個、一個又一個的連結學會對光做出反應。

我們從單細胞綠藻借來一個單一的微生物基因，這個基因只是製造一種光敏蛋白（名叫光敏感通道蛋白〔channelrhodopsin〕）的DNA指令，讓正電離子進入細胞（這是一種活化神經元的刺激，讓神經元發射並傳播訊號）。我們把這種基因注入小鼠的BNST，透過一種善於將DNA帶進哺乳動物神經元的病毒挾帶進去。BNST裡的細胞在不經意間接收了這種海藻基因，開始依指示製造海藻的光敏感通道蛋白——盡責地遵照DNA藍圖這份用地球上普遍一致的遺傳字母所編寫的組裝手冊。

此時此刻，若用鮮亮的藍光照明，將可在這一些BNST細胞產生動作電位（action potential），也就是神經元電生理活動的訊號（光源不難提供，把差不多跟頭髮一樣細的光纖擺對位置，雷射光就能經由纖維照進BNST）。這會是一種全新的能力，一種在我們的協助之下由海藻指導動物的新語言。不過在焦慮實驗中，我們其實還沒有把光帶進來。我們在等待，而一種更豐富的語言生成了。

往後幾星期，光敏感通道蛋白（我們把它和一個螢光黃蛋白連在一起，以便看到它在哪裡生成、追蹤它的位置）不僅填滿BNST裡的細胞，也填滿它們的纖維，即軸突，畢竟那也是每一個BNST細胞都有的構造。BNST的每一個神經元生來都有自己的向外神經連結，而不同的細胞會把纖維送到大腦不同的部位。幾星期後，連結光敏感通道蛋白的螢光蛋白從BNST射出黃色光束，就像太陽光芒一般越過漆黑的密室，到達腦中BNST要與之對話的所有區域，這些區域必須聽取焦慮中心傳來的訊息。

現在，這種新的能力變清楚了。光纖不僅可以放進BNST，更可以直接置入外圍區域——事實上，要置入BNST在大腦各處的每一個目標[6]。接下來，透過這種光纖送進來的雷射光就可以做某件相當特別的事。每個目標區域唯一對光敏感的部分，亦即黃纖維著陸的部分（例如橋腦），都是一組從BNST送來的軸突。因此，傳送過來的光（以這個例子來說，是送到腦幹又深又暗的底座，橋腦）只會直接活化腦中的某種細胞——存活在BNST，而且會傳送軸突連結到橋腦的那種細胞。現在，那幅繡畫裡有一種由錨點和目標所界定、從所有縱橫交錯的纖維挑選出的單一纖線，可直接用光來控制了。

在小鼠身上實驗時，研究人員發現，從BNST到橋腦（住著安蒂的外旋神經，也住著臂旁核〔parabrachial nucleus〕這個與呼吸有關的亞區〔subregion〕）有一條連結，一旦活化，即可控制呼吸速率變化，但除此之外，沒有看見其他效應。用光遺傳學刺激這條路徑會影響呼吸速率，正如我們在焦慮時所伴隨的改變，但有意思的是，它對焦慮的其他特徵毫無影響，例如在迴避風險方面，老鼠就沒有出現變化。風險迴避由一條不同的線控制——從BNST連結到外側下視丘（不像橋腦那麼深）的那條線。用光遺傳學活化這條通道的細胞，會改變老鼠避開環境暴露區域（也就是開放場地的中央。如果你是老鼠、容易遭受肉食動物攻擊，那裡是最危險的地方）的程度，但沒有改變其他任何狀況（例如，沒有見到呼吸速率產生任何變化）。因此，焦慮的第二個特徵被俐落地挑出來，由另一個細胞類型所界定，而我們開始了解，內在狀態的不同部分被映射到不同的實體連結上了。

至於焦慮狀態的第三個特徵「感覺不好」呢？我們稱此為**負價**，而它的反面叫**正價**（好的感覺，就像突然如釋重負地揮別焦慮，比起「沒有負面情緒」要好得多）。乍看之下，這個面向似乎很難評估，尤其老鼠又不會說話——也許在人身上也一樣難，因為人的話語並不精確，也不可百分之百信任。但即便是這樣的內在狀態，無論有多麼主觀，就算是老鼠在感受，也可以有外部測量值。

在一種名為「地點偏好」的行為實驗中，一隻動物可自由探索兩個相連且類似的隔間——就像一個人可無拘無束地探索新家兩個一模一樣的房間。在這種處境下的人，如果一有機會進入其中一間房，內心便立刻產生劇烈的好感（就像激吻讓你內心波濤洶湧，有時不知怎地，就算沒有親吻也感覺得到），而一離開那個房間就戛然而止，不妨想像那個人會有多明快地選擇盡量待在那個房間裡。此單一可量測的觀察（選擇有正價感覺的房間的偏好）會向觀察者指出受試者隱藏的內在狀態。觀察者當然無法精確斷定那究竟是何感覺，只能推斷那是正價，而一系列的附加測試可以證實這種詮釋。負價也可以處理。如果被引發的感覺是往負面走（或許就像突然失去至親的感覺），那麼迴避（而非偏愛）就成了可測量的表徵。

動物體內的「效價」（Valence）可用這種方式探索，而光遺傳學讓我們得以立即測試特定細胞與連結的活動在大腦各處所造成的衝擊。在老鼠版的地點偏好實驗，動物被允許自由探索同一場所的兩個類似隔間，而在一開始，光遺傳學並沒有介入[7]。然後，一部雷射機被搬過來、安裝好，讓光可以透過細細的光纖自動送到腦部，但只有在老鼠剛好位於其中一個隔間時才傳送（假設是左手邊那間）。如果那一刻，特定的光遺傳學目標（動物體內已產生感光性的特定神經元纖維）活動產生令老鼠反感的（負面）特質，老鼠便會迅速開始迴避左手邊的隔間。老鼠看來並不想在與負面經驗有關的地方多待一秒鐘——我們也不想。相反地，如果那裡有正面的聯想，老鼠就會在有光的隔間待久一些，流露出對地點的偏好。

是大腦深處的哪一條神經纖維從BNST蜿蜒而出，支配了這種與焦慮有關的重要特徵——這種顯示正價或負價，或許和我們自己內在狀態的主觀感受互相呼應的特徵？

出乎意料地，從BNST支配這種行為的連結，並不是前文所提過的，與橋腦或外側下視丘的連結。兩者皆非。這項工作事實上由第三種投射所掌控，是從BNST到另一個位於大腦深處，快到橋腦但沒到的地點——腹側被蓋區（ventral tegmental area, VTA），那裡的神經元會釋放一種名為多巴胺的化學神經傳導物質。這群細胞有多樣的角色和行為，但整體而言與報酬和動機關係密切。

前往橋腦和外側下視丘的其他兩種投射活動對老鼠似乎無關緊要——它們的刺激會影響呼吸和風險迴避，但不會產生正面或負面的聯想，起碼從地點偏好測試的結果看不出來。更引人注目的是，第三種連結到VTA的纖維主宰了小鼠的地點偏好（因此也可能在人類身上影響主觀偏好），卻不會影響呼吸速率和風險迴避。因此，複雜的內在狀態可以解構成各種獨立特徵，對應到投射至大腦各處的獨立實體連結（由起點和目標來界定的各種纖維束），並可以被分別獨立操弄[8]。

同樣的方法後來證實適用於普遍的哺乳類動物行為，不限於焦慮研究。甚至連複雜的養育過程，亦即哺乳類對幼獸的親密呵護，也很快被解構成零件，映現到大腦各處的投射上[9]。這是五年後另一群研究人員的發現，他們運用了一樣的光遺傳學工具組和以投射為目標的研究方法。當然，關於焦慮，仍有眾多謎團未解。例如，這種對焦慮的內在狀態進行解構沒有真正回答一個永恆的謎題（雖然它提供了強大框架）——擁有正面或負面內在狀態是否真有價值。地點偏好可以徹底與風險迴避分開的事實凸顯了一個貌似簡單的問題：為什麼狀態必須感覺好（或不好）呢？要是行為已經為了生存而調整準確、控制得宜，如果風險已經迴避、遵從了送往外側下視丘的投射命令，那麼，VTA連結提供偏好或主觀感覺的意義何在？

我們認為，物競天擇的演化是透過生物所採取的行動來進行，影響一隻動物生存或繁衍的是牠真正做出來的事，而非感覺到的事，因此，若已採取行動，這隻動物內心的感覺，我們內心的感覺，或許應該無關緊要。如果這隻老鼠為了生存，已經遵照從BNST連到外側下視丘這條神經纖維的指令，避開危險的開闊空間，完全沒有好或不好的聯想，那麼另一條VTA神經纖維以及它的關聯目的何在？而它促成的那些聯想又有什麼意義？「感覺不好」看似沒有理由存在——況且還會帶來巨大而不必要的痛苦。畢竟，精神醫學在臨床上的障礙症狀大都是由焦慮、憂鬱等主觀的負面狀態引起。

有一個理由或許是，人生需要在各種截然不同且無法直接比較的類別之間做選擇。主觀性，比如感覺好壞，或許是一種腦內經濟的金融工具，讓我們在追求各種追求事物時，舉凡食物、睡眠、性，乃至生命本身，都能將追求的積極性或消極性兌換成單一共同貨幣。經由這樣的安排，就可以做困難的跨類別決策，也可以選擇行動了——不但迅速，而且是以最適合特定動物及其物種生存需要的方式完成。若非如此，在這個複雜且步調快速的世界，我們會一直「凸槌」——在該轉彎的時候愣住，在該停下的時候轉彎。

或許這些轉換的要素正是行為演化所仰賴的東西。大腦對不同狀態指定的相對價值（就主觀的共同貨幣而言），將無可避免影響生物或人類後續所做的決定，而事實上，那都是攸關生存的決定。但這樣的兌幣也必須具有彈性，需要像幣值漲跌那樣隨著生命和演化變動——而這種彈性可能採取實體形態，例如連接數價相關區域（如VTA）的神經纖維會變得更強韌，或更衰弱。

針對焦慮的光遺傳學研究讓我深刻了解這件事：主觀的價值（正負面）和外在的可測量項目（呼吸，也許還有哭泣）可能可以出奇精準地加入或退出大腦狀態。但這份理解晚了很多年——馬提歐早已離開我的生命。當時，在急診室裡，我無從得知，原來內在狀態的某個要素可以如此精準地抽離，也不知道這是那個要素採取實體形態的結果（與沿著大腦這一部分連結到另一部分的線路上所流動的電訊號有關）。見到馬提歐時，我還沒有理解他哭不出來的知識架構，因為他平常哭得出來，人類深切悲痛的其他要素，他也一概不缺。

◇◇◇

直到今天，我們內在狀態的深層謎團仍不在科學的了解範圍。研究愛、意識、哭泣，或許看來不得體。這是有充分理由的——要是沒有客觀和量化工具（像是鑽研尼安德塔史前史的古遺傳學，發現大腦運作原理的光遺傳學），答案仍在我們掌握之外。

以哭泣為例，生物學家應假設，對同物種的不同個體而言，在非常精確的時機和一致的脈絡下，如果液體是從連結淚腺的管道湧出，就可能有演化的理由，而這種狀況就科學來說是相當客觀的。如果管道作用的變化是隨著強烈的感覺，即主觀的內在狀態而產生，那麼，這種主客觀的結合應該會令科學家、精神科醫師或任何研究人類身心的學生感到好奇。

哭泣在精神醫學具有相當重要的意義。我們的病患會經歷極端的情緒，而我們會透過其表達方式、認知和表情來處理這些情緒。我們也見過沒那麼真誠的淚，從輕微痛苦的淚，到適度編造過的淚，再到極為專業、意在操控的淚，橫跨各種欺騙的光譜。但我們對情緒性眼淚的科學幾乎一無所知，雖然它看來沒什麼。

情緒性哭泣無法在動物身上進行適切的研究。雖然我們都經驗過單純的情緒性眼淚這種現象，但沒有明顯在其他動物身上看到，甚至是我們類人猿的近親也沒有，而原因仍舊成謎（如果真有原因的話）。眼淚會強烈地驅動情緒連結，我們已經知道，人臉圖像上的眼淚若經數位變造，會顯著改變觀看者的同情心及幫助的衝動（比變造臉部其他特徵顯著得多）[10]。但我們沒有比我們的類人猿親戚（黑猩猩、倭黑猩猩）善於交際，儘管如此，我們獨自運作著眼淚之謎，只有我們會哭，孤單地哭。

我們以這種奇特的外部訊號來呈現內在狀態，無論有沒有觀眾，不需要意志或意圖，就這樣把感覺傳播給所有觀看者和我們自己。但看似被排除在外的不只有我們類人猿的親戚——智人之中有許多也不會流下情緒的眼淚，感覺有點疏離。這樣的疏離也許是單向的，那些不會使用這種身體語言的人仍可能理解和回應他人的情緒性眼淚——但遺漏了對話的這一部分，或許要付出代價[11]。研究發現，不會哭的人較不易展現個人的情感依附模式，不過這樣的關聯是受人生經驗還是天生喜好影響較大，尚不得而知。

有些人類以及我們非人類的近親都欠缺情緒性眼淚這種不由自主的信號，這個事實或許是一種演化創新尚未完全確立的跡象——也許是因為，它的價值即便到了今天仍非普遍一致，也可能是因為那是比較近期的大自然實驗：是在人科動物身上仍未徹底顯現或沒有顯現的一個偶然因素。演化的每一項創新最初都是偶然，或許情緒性哭泣一開始是軸突的意外重組。就像BNST的各種投射，所有軸突都是在腦部發育期間，受到形形色色建立路徑的分子引導而往特定方向生長，而分子的引導就像織布機上的導線器一般力量強大——小小的路標傳送生長緩慢的軸突束到下一個腦區，或是在它跑得太遠時將它叫回來，或是讓它越過中線，來到身體的另一側。以上種種，一如生物學上的一切，都是經由數百萬年來的偶然突變所建立，也可以經由偶然突變來發現新機能的途徑。

以上種種，都只需要在任一步驟發生一次突變便已足夠——某些基因負責指引建立路徑設定分子定位，一旦發生突變，那些長途神經纖維，也就是軸突，穿過大腦的方向也會改變。一旦來自大腦情感區的纖維稍微改變路線，一種新人類就會來到這個世界，擁有新的情感表達方式。

諸如此類的創新擁有另開溝通管道的潛力——考慮到履行這項創新所需的實質生物學變化很小，就只是一組軸突在發育期間錯過某個路標、跑得遠了一點，這效率十分驚人。演化的例子幾乎都是如此，關鍵成員已經存在，只需要被教導新的規則，藉此創造新的角色。在這個例子，相關的軸突（例如已經從BNST之類的前腦區前往更深層、更古老的腦幹區，像是司職呼吸變化的臂旁核）已有部分路線被重新畫往新的目的地。

臂旁核附近，是兩條腦神經的發源地——不只是被安蒂的癌症所擾亂的外旋神經老六，還有它的鄰居老七：顏面神經。所有這些結構都只是細胞的集合，包括老六、老七和臂旁核的細胞，全部擠在橋腦的一小點，蜷縮在從大腦連到脊髓的那條橋梁上[12]。但對眼淚來說，這裡的新目標是第七條神經細胞。對情感表達而言，老七是指揮家，遠比外旋神經複雜，且有更多用途，會向臉部多條肌肉及眾多皮膚感覺器傳遞和接收豐富的資訊流。顏面神經老七既是臉部表情的大師，也是總管淚腺的大師，管轄著淚的倉庫。

淚液系統當初可能是為沖洗眼睛的刺激物而演化的，為了沖掉那些惱人的微粒。現在，經過微乎其微的重新布線，這條系統可能會不由自主地被氾濫的情緒所徵用，或許會沿著其他纖維抵達呼吸中心（臂旁核與其他更多），從我們體內擰出「啜泣」這種宣洩性的膈肌收縮。當第一個具有這種突變的人哭了，甚至啜泣，會對旁邊那些從未見過這種情景的人，包括家人、朋友、競爭對手，產生什麼影響呢？長久以來，眼神的交流相當重要，向來是人類關注的焦點——眼睛蘊含豐富的資訊，且時時被注意到，因此那種創新必定是偶然落入那些在訊號發送上具有極高價值的領地上。但當時的人類對於眼淚可能毫不了解，也沒有情緒反應，只是注意到這種不尋常又顯著的訊號，開始對它感興趣。針對生存或繁衍的完整意義和價值，也許是花了相當多世代演化而來。

如果哭在演化上具有任何重要性，那情緒性哭泣發生的時間也許能提供線索。人類哭泣大部分並非出於自願（比起笑或鬼臉，這個信號較不受我們意識控制），哭泣是大致誠實的新聞記者，基於某種理由報導某種感覺。學者關注的是哭泣在社會溝通上的價值，但當我們獨處時，也會發生情緒性哭泣，而且感覺起來很重要——甚至是富有某種成效的，能因應某些需求。

由於流露真實的感覺充滿風險（而對於身處複雜社會環境的人來說，成功傳達虛假的感覺有各種好處），若不善於掌控這種情緒表現，乍看之下是一種障礙而非優勢——在個人層級來看，是該被選來剔除而非留用的。向自己發出訊號，或向他人發出訊號

——無論何者，有趣的是這種訊號仍大抵非出於本意，因此通常真實。

在選汰壓力下，哭泣是否仍在演化——要嘛往擺脫人類意志的方向，要嘛往受意志管控的方向？也許最終我們會像可以輕易控制微笑那樣控制哭泣，除非哭泣的非自主性質比起自主控制帶給個人的好處更實用。而現在，眼淚會釋放真實信號的特性已相當廣為人知，對人類觀察者而言，眼淚比微笑之類較容易佯裝的臉部表情更具衝擊性，因此增強了對他人的影響力，也許可以在有實際且迫切的需求時，拉近人類同胞的距離，建立情誼與支持。

在這個例子裡，哭泣和對哭泣的反應，這兩種與感覺相關的行為或許正在我們的物種之間聯合演化。這會成為準則，成為一種對個人和群體同樣重要的內部語言，但仍和所有生物學的事物一樣可以玩弄。欺騙向來有某種程度的利益可圖，但如果欺騙仍屬罕見，那整個哭泣和回應的程式便可能保有「事實管道」的價值。

對我們的物種以及我們個人而言，一旦我們變成複雜的社會認知生物，能夠欺騙和否認，也有強大的自主控制力來掌控表情，那麼，這樣的管道便可能討人喜歡——因為如果所有情緒表現全都可能造假，那所有情緒表現就全都不具意義，社會溝通也會失去諸多價值。因此，事實與欺騙的軍備競賽接踵而至：當認知控制（對能夠達成這項控制的個人有利）終於凌駕新訊號（而該訊號對此物種失去了若干真實性），競賽暫停——

百萬年後，當某個被錯誤引導的軸突路徑意外闖進腦中一個新的細胞區塊，或許是支配皮膚表面生理機能的細胞區塊，導致臉紅、哭泣及後續一切現象，競賽便又重啟。

既然情緒性哭泣是平均分布在人類之間，我們可以確定這個特徵不是得自尼安德塔人，因為他們的基因組主要傳給歐亞種系。我們還不知道尼安德塔人是否也有這種特徵——如果哭泣的能力曾出現在每個人類與他們的共同祖先身上，那他們就很可能有。尼安德塔人有穩定的社會群體、維護文化傳統，甚至到瀕死時仍花時間繪製象徵藝術，也會埋葬他們摯愛的小孩。起碼在我的想像裡，他們跟我們一樣會掉淚，直到窮途末路。

◇ ◇ ◇

馬提歐沒有自殺傾向，但可能被診斷出重度憂鬱症。那天晚上我就幫他貼上那個標籤了。雖然看似過度簡化，但他除了有憂鬱症的其他確切症狀，還有特別凸出的絕望感，明顯無法往前看。馬提歐對未來毫無希望，只能頻頻回首。

那一晚他始終沒有為家人哭泣——我沒有看到，他也沒有告訴我。想到這點，以及我們哭泣的原因時，在我看來，有種奇妙的一體性連結了悲傷的眼淚、這種淚水湧出的時機，以及更神祕的喜極而泣。淚會在我們同時感受到希望和脆弱時一併流下。我不願在病歷表上寫這句話，也不願寫馬提歐沒有殘留的希望好讓他哭泣。

若只是要略微改善物質結果，並不需要建立一套自我和環境的新模式，例如多賺一點錢這種事，在世界中發生的機率並不低，多數人就不會為了這種改善而哭泣。但當我們確實喜極而泣時，例如在婚禮上突然對人與人的連結感覺到溫暖和希望，或在幼童身上見到出乎意料的深刻同理心——或許腦海會閃過一絲對社群的未來、對人性的希望，可以抵擋凜冽的寒冷。我們可能在婚禮或嬰兒誕生時哭泣，看到衷心的企望，但也深知人生和愛有多脆弱，會想著：希望我在這裡看到的喜樂永不凋零；希望世界寬厚仁慈，讓此情此景永恆不渝；希望這些感覺永遠留存下去——但我很清楚，它們可能不會。

這似乎是一種焦慮，就連我們視為喜極而泣的事情也不例外，因為我們知道，也感受到一股威脅——雖然不在眼前。

在價值的另一極，真正的負極，成年人悲傷的淚水同樣不會為了已知風險而造成的輕微損失而流。會流淚是因為個人突然有了不利且必須處理的體認——好比我們對未來的希望動搖了，我們心目中世界運作的模式、生命可能有哪些路徑的藍圖（藍圖就代表希望）必須重新繪製，因而受到背叛的衝擊時。在我們哭泣，甚至是感覺負面時，希望可能是存在的——要有新的條件，但總歸是希望。然後在我們意識到的那一刻，便真誠而不由自主地發出信號，傳達出這個訊息：未來的脆弱性，以及我們的模式正開始轉變的事實——我們將此信號傳達給我們的物種、社群、家人和我們自己。

演化真的在乎希望嗎？雖然抽象，但希望是生物必須審慎控管的商品——要測出剛剛好、不多不少的量來激發合理的行動。不合理的希望可能有害，甚至致命。每一種生物都必須以它自己的方式問：什麼時候要繼續奮鬥，什麼時候要保留體力、降低風險，等風暴過去？要發怒，還是休息；要戰鬥，還是冬眠；要哭，或者不哭——所有生命都必須做出諸如此類的抉擇，去衡量眼前的世界有多嚴峻。要是挑戰不可能克服，就退出爭鬥。掌控希望的迴路需要運作，且運作良好。由於我們靈長目的生活方式需要高熱量（我們的熱量足足有四分之一是大腦燃燒掉的），演化上古老而負責行為退縮的迴路或許會在我們的種系擴展成放棄希望，放棄一種有時代價太高的自滿，這種自滿占據了我們的腦袋，而非肌肉。

古老且保存下來的迴路已可協助我們的演化建立這種能力——就連冷血的魚類也可以做這種選擇，以被動而非主動方式來對抗逆境。二〇一九年，我們對小斑馬魚整個大腦的細胞做了研究[13]（跟人類同屬脊椎動物，有脊骨，大腦基本規劃類似，但夠小，也夠透明，可以讓我們用光接觸它行為時的細胞，徹底看個分明）。據觀察，這種魚腦有兩種深層結構，稱為韁（habenula）和種脊（raphé），會一起引導從主動到被動的轉變來因應挑戰（斑馬魚的被動因應狀態是不再試著努力迎接挑戰）。

據發現，韁裡的神經元活動（由光遺傳學提供）屬意被動因應（基本上是在面臨挑戰時一動也不動）；相反地，種脊裡的活動（是血清素這種腦內神經化學物質最主要的源頭）則偏愛主動應付（精神抖擻地解決問題）。透過光遺傳學來刺激或抑制韁，我們可以立刻調低或調高斑馬魚挺身迎接挑戰的可能性；若換成種脊由光遺傳學掌控，對因應方式的影響則與操控韁的結果恰恰相反。

早些年，光遺傳學和其他方法已指出哺乳動物有同樣兩種結構，同樣基本的行為狀態轉變，每個結構中也有同樣的效應方向性[14]。現在，看到這些結果出現在關係遙遠的斑馬魚身上，我們可以充滿信心地說，在幾乎不可能有好結果時抑制行動的生物基礎相當古老、保留至今，且強而有力——因此可能對生存至關重要。

任何小動物都可能找到裂縫或地洞並停止一切動作，以此來被動應付逆境。就連微小的秀麗隱桿線蟲（線蟲動物門）似乎也能計算主動覓食與原地不動的相對價值，徹底發揮它三百零二個神經元的能力[15]。但更大的大腦會思索更多可能的行動和結果，會反省，會擔心，會畫出枝繁葉茂的決策樹，畫出密密麻麻投射到遙遠未來的可能性。消極的思考狀態或許也有必要——深深貶低行動的價值，以及本身思考的價值。希望是從我們關注與情緒的預算中汲取資源，因此，一旦希望消逝了，省下奮鬥與掙扎，省下流淚的困擾，也許是最好的作法。

◇◇◇

那一晚在急診室，我苦思不出該怎麼幫助馬提歐。醫院很忙，沒有空房可以給他。因為他沒有自殺傾向，也不想住院，我沒辦法隨便讓他住進可上鎖的病房，但我們的開放病棟住滿了。是可以轉往其他醫院，但在和馬提歐及他的兄弟商量後，我們最後決定讓他跟他們回家，約時間來門診治療及給藥，但在那之前，我要在這裡，急診室裡，趁黎明來臨之前，進行為時一個鐘頭的心理治療，扎下基礎。

在精神科，只要可以，我們常偷出時間做這件事，幾乎全憑本能，就連值班值得焦頭爛額之際也不例外，就算只有狹窄、不便的空間可以使用，像那一晚的第八診室。要阻止我們可不容易，就像你無法阻止外科醫生動刀治療。我們都生活在我們為自己打造的行業裡，不斷採取行動。

在精神醫學，沒打好基礎，什麼也起不了作用。沒有縱橫交織的線路結構，就不可能創造新的樣式。身為精神科醫師，我們的第一本能是開始將「復原」對那個人的意義連結起來，而那是生物學、社會學和心理學互相纏繞的線路。不趕，我們知道建構強健、穩固的東西需要時間。就算可能再也見不到這個病人（我那晚就是這麼懷疑的），我們也會這麼做；我把馬提歐交給他的家人照顧，交給門診處置。我將繼續在這間醫院裡輪調，走我自己的黃道線，馬提歐則要沿著他自己在宇宙的弧線前進；我們的路徑很可能永遠不再交會。

但在近一個小時流逝後，我才明白我花的時間有多重要。要到值班結束，我在開車回家的路上淚流不止，而交通號誌一片朦朧時，我才看到一幅更大的畫面——看到那也和另一個人，另一名患者有關。

那天晚上我會為馬提歐耗上那麼久的時間，是因為我沒有為他，為那座特別的地獄做好準備，就如我之前曾經去過的那一次——因此那場治療也是為了我自己，為了我即將留下的淚。一個跨越時間的連結在我心裡建立起來。直到流淚，我才見到他與安蒂的連結。安蒂曾帶我到同樣的境地，而我也沒有為她做足準備。安蒂，多年前發現腦幹異常的那個小女孩——好久、好久以前了，那是一場沒有人可以分擔的旅程。

這一次，我以為自己可以做些什麼——不多，但聊勝於無。而那很重要——在某時某刻意識到，你被召喚去成為人性可以為人而成為的一切。這件事並非無關緊要。

◇◇◇

幾年後，隨著光遺傳學和BNST的焦慮研究進一步發展，安蒂和馬提歐之間一個更深的連結暴露了出來。這兩位病患有個奇妙的共性：他們代表醫學帶我進入的兩個最低潮的時刻，我好不容易才掙扎著從這兩個低潮爬上來。在我的值班夜，把他們帶來醫院的，其實是在神經系統同一個深處失靈的神經纖維。這個位置是大腦的總部，大腦的岩床，位於控制眼部運動、眼淚和呼吸的橋腦，而在我病患的橋腦裡，兩位彼此相鄰的鄰居受到擾亂——老六和老七這兩條細線失去了和諧。

但這個事實有多重要，是否重要，我無法解釋。我只知道那個位置很深，很古老。

自然學家羅倫・艾斯利（Loren Eiseley）寫道，一個象徵「一旦被定義，就無法再滿足人類對象徵的需求了」。艾斯利蒐集了自然界的觀察心得，用這些畫面作為象徵，記錄他腦中那些翻騰的想法——比如一隻不合時令的蜘蛛於隆冬倖存下來，已經在一個人造熱源，一盞戶外的球形燈泡旁邊結了網。他被這副景象打動了，雖然他幾乎確定「她對抗嚴冬的冒險，盤據在這顆溫暖光球上，此舉終將一事無成，毫無希望……這兒有一些教訓該傳遞給那些在天寒地凍中尋找微弱陽光的人……我們的奮戰終將徒勞無功」。希望，由複雜的生命不斷對抗無可避免的寒冷來作為象徵，打動了艾斯利，也打動了科學家和藝術家。就是這類情景讓我們感動到落淚。

對馬提歐來說，在妻子和寶寶過世後，沒有殘留的希望可供哭泣了。他流不出淚，代表他看不到未來。不過，我知道，或以為我知道，他一定可以再愛，以某種方式去愛。希望並未死去，只是他看不見，所以淚水是衝著我，而非馬提歐而來。

當某個有情感的物種的最後一名成員獨自歸於塵土，希望的結局才會以滅絕之姿出現。在我們這個種系的歷史上，這樣的終局已多次成真，成為這棵龐大家族樹上斷裂的分枝。尼安德塔人和其他人，在他們殘餘的最後時日，經歷了那齣什麼都成了隱喻的悲劇。

絕種稀鬆平常。每一種哺乳動物看來平均可在地球待一百萬年——遇過幾次千鈞一髮，最後終於滅絕[16]。至今，現代人只延續了約五分之一，但從人類的基因組來推斷，我們已熬過幾次神祕的危機。那些時候，世界各地有效育種的人口規模也許曾銳減至數千人[17]。

光是這類人口事件就有助於解釋為何人類身上普遍具有某些無明顯價值的奇怪特質——多少有點不精緻、不高尚的行為，只因具有些微好處就得到部分人口的青睞（像是哭泣）。當一個物種經歷危及整個族群的瓶頸，變得只有一小部分能倖存或遷徙，在這些偶然倖存者（或遷徙者）身上的特徵，不論是什麼，之後都會有一段時間以超大比例普及化，無論這些特徵是否對生存極端重要。哭出情緒性眼淚的例子可能就是如此，而這也有助於解釋這種特徵在動物界為何看似獨一無二。

另一方面，或許我們比其他的親戚物種更需要這種「事實管道」，以逐步建立愈來愈大、愈來愈複雜的社會結構。哭泣最初可能只是一種跑錯路線的腦幹投射，但負責的遺傳變異可能在我們這個現代種系崛起之時，我們開始運用手指和大腦蓋房子、付出高昂成本建造持久的社會之時，就在東非混雜的人口中獲得採用了。或許，在我們已經發展得太善於偽裝、太善於玩弄鬼臉或哀號的訊號後，需要眼淚了。蓋屋的人需要穩固的地基；社會建造者需要穩固的事實。

最後一個尼安德塔人，這名大腦袋、滿身瘀血、近乎現代的人類，我們家族樹的一條分枝上最後一名用儀式和關愛埋葬死者的成員，不過在一眨眼以前過世，在後來的直布羅陀海岸附近的洞穴裡，堅持到最後一刻，那是他最後的藏身處，如艾斯利所說，躲避「第一批弓箭手、偉大的藝術家、與他同宗但永遠靜不下來的可怕生物」。他們也許會在婚禮上哭泣，在嬰兒誕生時哭泣，但是當最後一個捱餓的尼安德塔人看著最後一個寶寶不顧一切試著吸奶，肌膚相親，卻沒有液體流出導管……從此不再有希望可以懷疑，也沒有未來可以質疑，或畏懼。那時不會有淚水，在月光下，沒有回應——只有一條乾涸的河床，遙望鹹鹹的淚海。

2 初次斷裂
First Break

老雄鹿的角冒了出來，
脖子延伸，兩耳長又尖，
臂變成腿，手變成腳，皮膚
變成斑點獸皮，獵人好不害怕。
他急忙逃開，奔跑，訝異
自己的速度，最後在靜止的池子
看到自己的倒影。「哎呀！」
他試著這麼說，但說不出話。他呻吟著，
那是他僅有的言語，兩行淚滑落
不是他自己的臉頰。
只有一樣東西

留給他：他原本的心。他該怎麼辦？
該何去何從——回皇宮
或在森林裡找地方躲？
恐懼反對其一，羞愧反對其二。

猶豫的當兒，他看到他的獵犬：
黑腳、追蹤、飢餓、颶風、
蹬羚和巡山員、斑斑和森林、
迅翼、狼種葛倫、母犬哈比，
兩隻尚未成熟的幼犬與她並行，
另一隻母犬雌虎、獵手、瘦子、
猛咬、煤灰、狼，黑色口鼻上
有白色印記，登山者、強力、
殺手、旋風、小白、黑皮、攫者，
和其他不及備載，
阿卡迪亞獵犬，克里特島獵犬，斯巴達獵犬。

這整群獵犬，渴望鮮血，
在無路可走的懸崖、峭壁、岩架上
吠叫：阿克泰翁，在同一片土地上
曾是追捕者，現在被追捕了，
逃離他的老同伴。他大叫
「我是阿克泰翁：認認你們的主人啊！」
但話語失靈，沒有人聽得見。

——奧維德（OVID），〈阿克泰翁的故事〉（The Story of Actaeon），
《變形記》（*Metamorphoses*）第三篇

一幅畫面可能會生根，並且成長。現在，這幅畫面裡是一名年輕父親帶著兩歲女兒在波音七六七上，飛機慢慢向港口彎去，靠近燃燒的鋼筋大樓[1]——就在這一刻，他終

於明白那不可能的事實。他的脈搏劇烈跳動，但她在混亂中依然平靜，因為爹地說世上沒有怪物。他把女兒的頭部穩穩轉向他自己的——她是虛弱而溫暖的一點，在無盡寒冷之中閃閃發光，兩人默然交流片刻，等待昇華。

當飛機轟隆隆撞上第二棟大廈，小女孩和她的父親向彼此尋求恩典——這無言的畫面成了實體，橫越世界，在亞歷山大的心田播下種子。當時他正在基克拉澤斯群島之間航行。這想像中的情景萌芽、抽長、迅速成形，傾注於他思想的全部土壤之上，貪得無饜地將他流動的靈魂統統汲取過去。

◇◇◇

在那個九月來臨前，亞歷山大的人生基本規則已經改寫，所以不無可能的是，他休耕數十年的腦袋已準備好迎接外面世界的巨變。二〇〇一年，夏末漸短的白晝為舊金山半島帶來涼颼颼的午後和緋紅的樹葉，亞歷山大在攝氏二十度的氣溫下離開他效力數十年的保險公司。他原來擔任副主任，相當稱職，但他已不夠靈活，無法因應矽谷不斷變動的組織結構了。現在他的地盤只有家，位於帕西菲卡沿岸一座多霧谷地的紅杉林間，一棟他和妻子二十年前蓋的挑高屋子裡。這個家大到可以容納他三個兒子，或許還有幾個孫子。他是莊重的男人，有一點點古怪，愈來愈安靜。

當九一一事件發生六星期後，我在急診室遇見了他們，當時的他一生沒聽過什麼警告，他的家人也沒什麼需要解釋的故事可以分享。那時，他的整個世界已經炸裂——不是因為飛機燃油爆炸，而是殘暴、兇猛、勢不可擋的躁症，跟他們畢生見過的所有事物完全不一樣。這是第一次斷裂——在那個時刻，為了因應壓力的風暴、創傷的鐮刀，或其他未知的刺激因素，人與現實的連結突然折斷，也是人第一次掙脫束縛的時刻。第一次斷裂，繫住躁症或思覺失調症患者的纜索被疾病砍斷了，而這是非常危險的——自此，他們被放飛了。

九月，當風暴潮漲起，亞歷山大才登記退休，跟妻子一起航遊愛琴海，在古文明中旅行。現在，回家不到兩個月，他就變了一個人，被警察和家人帶進我的急診室。走完入院程序、安頓下來後，我第一眼沒看出什麼明顯的不對勁。我不認識他，只看到一個機警、靈敏的男人興致盎然地瀏覽報紙，用力蹺著腳，坐在他的推床旁邊。

神經醫學變化多端、難以捉摸的謎團接著出現——找出這個人究竟是哪裡發生變化，原因又是什麼。沒有腦部掃描能引導診斷。我們可以用評分量表來量化症狀，但就連那些數字也是詞語轉化而成。所以我們收集到一堆詞語，那就是我們所擁有的一切。把詞組集合起來，並塑造成敘事。

相關人士都在講話，我們所有人都在說著，以不同的組合：病人、大廳裡的警察、等候室裡的家人，我們全都在搜尋正確的框架，為過去、家族都沒有躁症歷史的這個人尋找著：為什麼是他？為什麼是現在？他是經歷了那一天、那一場對他國家心臟的攻擊，但他受到的打擊並沒有比其他人強烈啊。

就連他感受到的，同理逝者的痛，本身也不該有這種異常結果。死亡會令具有意識的生物難受，事情向來如此。難以置信是普遍的現象，躁症則不然。但它卻衝著亞歷山大來了——在延遲一陣子之後。

九一一事件過了一週，亞歷山大本來只是情緒有點壓抑，只是不斷複述身邊常見的震驚與痛苦的想法。他讀了受害者的故事，但接著開始聚焦於其中兩位，一對父女，他在自己的人生中沒有經歷過的組合。一幅場景浮現，且細節愈來愈多，而後他跟家人談到那對父女，想像中他們的臨終時刻，就在這時，在他的大腦裡，一場祕密的重新映射已經開始。新的突觸以至今依舊神祕的方式形成了，較老的連結遭到刪除。隨著腳本被改寫，電力模式也跟著改變。那一個星期，他的生物體默默學會新的語言，然後說了出口，終於變得豐富而生動。

最早的改變表現在生理上。亞歷山大幾乎不睡覺了，他時時保持警醒，一天有二十二小時都生氣勃勃。以前絕不健談的他，現在卻無法抑止話語滔滔不絕、連珠炮似地湧出，湍急而突兀，不過一開始還算連貫。說話的內容也不一樣——變得比較酸言酸語、有魅力、振奮和啟迪人心。除了說話，他整個身體也受到影響。現在的他回復了青春、神采飛揚，食欲和性欲都突然大增。不再是被迫退休的老牛，他煥然一新，隨時準備反應、準備交流——他的皮膚表面有了功能，喜歡與人接觸。生活變得多彩多姿、引人入勝。

計畫和目標接踵而至。它們英勇又繁多，帶有一點興奮，一絲冒險的緊張。他買了一部道奇公羊皮卡車，配有重型拖車鉤和加長駕駛室。他整晚跑步，整天讀書，研究戰爭理論，撰寫好幾頁關於軍隊和後備軍人的文章。自我犧牲的主題出現了，而且愈來愈強烈。他寫信志願加入海軍，一天晚上，有人看到他在霧裡沿著紅杉樹幹繞繩下降，訓練備戰。他正在從一輩子的蠶蛹中破繭而出，搖身蛻變成新的君主。

這樣的轉變在某種程度上原本還算迷人，但過了某個臨界點，他又改變方向，鑽進善、惡、死亡、救贖的思考。在九一一之前，他原本浸淫於某種毫無漏洞的路德宗教義，心情風平浪靜，過得還算滋養——與生命其他部分的連結甚少。現在他開始跟上帝說話，起初平靜，而後狂暴，而後尖叫。在禱告與禱告之間是對別人的冗長講道，而且愈說愈煩躁，在狂喜與嚎哭之間擺盪。

入院前，近午夜時，他帶著他的鶴鶉槍衝出家門，兒子試著在院子攔住他，他向他們丟擲樹枝樹皮。警察兩小時後在一條乾涸河床附近的灌木叢裡發現了他，正準備掃射臭草。他們抓住他，用合乎醫療法條規定的世俗咒語制伏他，所有能量仍盈滿他的眼底，宛如眼淚。

接下來幾個小時，在醫院裡，外在的狂暴已逐漸減弱。在我跟他說話時，他只剩下有節律的馬達模式，像一頭關在籠子裡的獅子來回踱步，只不過踱步的是說話聲，一再重覆著老調：**我真的不明白**。他對自己的狀態和角色一清二楚、十分確信，無法明白家人為何有那樣的反應——他們為什麼似乎覺得自己的一舉一動不合邏輯，不是該效法的模範？

這種固定性驚人而純粹。亞歷山大的第一次斷裂乾乾淨淨，是徹底分離，不是精神病或毒品那種混亂複雜的斷裂。他被移了位置。像被逐出教會。

這位新戰士的下一步是什麼呢，或許是多巴胺受體拮抗劑？他不想要幫助，認為沒必要就醫，也拒絕治療。在他高壓邏輯的封閉系統裡，有純然的清晰度，也有爆炸性的危險。他描述在他腦海滋長的畫面：那部飛機上有個女孩，父親溫柔而堅定地護住她的頭，四目相交，讓她只能看著他看到最後。我聽著這些訊息，身為優柔寡斷的傳信者，我猶豫了。

畫面在我腦海浮現，強烈的聯想。精神醫學具有獨一無二的抽象思考（abstraction）——語言伴隨科學，文本伴隨醫學，最有效的照護就建立於此。這樣的抽象思考讓我得以天天浸淫於文字和意象，超越故事轉往寓言，與歷史，與神經科學、與藝術、與我自己的經驗對話。就算這麼做徒勞無功。在這裡，第一個浮現我腦海的故事是被亞歷山大的轉變所引發的，或許也被他在希臘小島間穿梭的畫面所誘導，我想起奧維德筆下的獵人阿克泰翁，牧人之子：他偷看女神阿提米絲（Artemis）在溪裡洗澡被活逮，憤怒的阿提米絲把他變成雄鹿。他擁有新的力量、新的速度、新的外觀，得到了強壯的角和敏捷的蹄——但時機不對，脈絡全錯。他被自己的獵犬當成獵物，被黑腳、追蹤、飢餓、颶風撕成碎片。我看到的也許就是阿克泰翁，被月神改造了外形，警察和我是阿卡迪亞獵犬，克里特島獵犬，斯巴達獵犬——整群獵犬，渴望鮮血，在無路可走的懸崖、峭壁、岩架上吠叫。

然而……阿克泰翁變成鹿的新形態毫無用處，但亞歷山大不同，對他來說，他被賦予的新形態具有嚴肅而適當的用處。在這場犧牲中，他或許比較像聖女貞德——她跟亞歷山大一樣，原本距離軍旅生活非常遙遠。在聖女貞德的例子中，「神祕」是在洛林的一座小農場開始跟她說話。為了避免試圖診斷歷史人物（這很誘惑人，但對精神科醫師來說通常是不智的），我不由得想像她的轉變碰巧暫時適合她。不過十七歲時，法國開始淪入英國軍隊之手，她搖身變成嶄新的存在——不像思覺失調症那樣混亂，而是目標導向的，專注在歐洲大陸的政治和軍事策略上。她毛遂自薦到王儲身邊，堅信自己不可或缺，虔誠的信仰更讓她得以在戰鬥中融入被視為神性的精神——佩帶旗子而非刀劍，穿過如雨的箭矢，踏過自己的血往加冕典禮前進。

亞歷山大的轉變也是在一個深陷危機的國家中產生，是在這國家的田園靜謐中產生的，正是這場危機造成改變，而他的新形貌適合這場危機。一些細節並不完美，當前文化的主流並不適合他所變成的形象，他是錯誤的載體，但話說回來：他有比一個未受過戰術和政治訓練的十七歲農家女更不適合嗎？貞德在被英國人俘虜、綁在火刑柱上焚燒之際，已經拯救了她的國家、打贏戰爭。而在這裡，我們卻要準備治療亞歷山大、燒掉這場病、燒毀這種精神。身為精神科醫生界的鄉巴佬，我拿著我中世紀的工具，磨刀霍霍。

而就在那時，在那不確定的時刻，當我們兩個困在微小的人際橫流裡，迷失在浩瀚的全球環境中，數個月來，這個環境已被焚燒的肉體和空中掠食者的氣流所玷污，一綹細薄、脆弱的回憶，我自己的故事，旋轉著浮上表面。

◇◇◇

我背靠著一面鐵絲網，在波士頓地鐵（即「T」線）一座戶外月台的外圍。那是個寒冷的十月天，已近午夜。在研究室裡熬了漫長的一天、做了一場失敗的實驗之後，我又累又惱火。那個地方幾乎杳無人跡了，只有兩個男人平靜地在月台另一端昏暗的燈光下聊天。一雙剪影，一高一矮。就那一分鐘的安寧，我閉上眼，低下頭，跟他們一起等。

當我再次睜開眼睛尋找火車的蹤影，我看到一支八吋長的刀身，在地鐵的光芒中閃著銀色與金色，頂端尖細，甚至幾乎溫柔地觸碰到我的襯衫，幾乎與我合而為一。我只看到那美麗的刀身，細節清晰得不可思議，其他一片漆黑。我被捲入其中，世界別無他物，而在那一刻，我感覺到世界是經由哪些事件、哪些互動、哪些步驟把我帶到這裡，似乎了解到這個宿命已用心而深情地為我準備好了。我來到我該來的地方，而一種怪異的平靜、一種恩典，將我籠罩。

我交出背包，順從地等著它被那個高大的人影清空，讓視線堅定地鎖在另一人握住的刀身上面。我親愛的匕首啊，是中世紀戰爭後所用的，慈悲的纖薄刀刃，在奧爾良和阿金科特*了結將死之人。在地下鐵月台超現實的光線下，那片鋼鐵似乎在搏動著，將我身體裡的每一個細胞都鎖進它的節奏中。

背包裡的東西都曝光了——我知道那裡面只有一本發育生物學期刊和搭地鐵用的七十五分錢，而後面的記憶支離破碎。憤怒的話語猛然衝出，刀刃似乎意圖不明地顫了

* 奧爾良之圍、阿金科特戰役，都是英法百年戰爭的著名戰事。譯注

顫，而我突然不再被動。我記得我舉起左臂甩出去，創造了些微向右逃脫的空間。而下一段神志清醒的回憶是我人已在好幾條街外，不知身在何方，一個人在星光冰冷的夜裡狂奔。

接下來的幾個禮拜，我活力充沛，憤怒和狂喜在我體內不斷冒泡，胸口有一股感覺，就像噴泉準備迸發。然後感覺緩和成一、兩個星期輕微的壓力；接著一切被蒸餾成一種平靜的澄徹感——最後……什麼也沒有了。那感覺消失了，不曾再回來過——只是小小的一次偏航、一場兜風、一日行旅，真實但薄弱地在我體內，從未破體而出。

當我思考亞歷山大的情況，看來他的大腦不同於我的大腦，一定已經準備妥當——土壤真正休耕過、肥沃了、等待播種。但若非九一一事件，他也許躲得過躁狂；躁狂要付出相當大的代價，而他的大腦已設定很高的閾值，當群體的生存看似受到威脅，就只會這樣反應：他的整個社群看起來面臨危機，入侵者發動襲擊了。他如奧德賽一般不露情感、追求助益與良善的漫長冒險旅程，隨著燃燒的大樓告終，而他的轉變一經啟動就迅速而確實地運作起來，猶如第二次青春期，最後一次重新規劃他這個人。類固醇壓力荷爾蒙流經他的腦袋，就像保幼激素傳遍毛毛蟲全身，徹底掃除蠕動、無助的承平階段，舊的幼蟲神經自我了斷，化為無形——堅決、精準、一絲不苟。蛻變成躁狂——心智的翅膀。變形。

或許我缺少那些基因、那種性情、那種徹底活躍所需的心理景觀。也或許是我的經歷跟亞歷山大不同，我當時獨自一人，那次攻擊只針對我一個人，不是我的社群——而且我可以跑，只需要與腎上腺素有關的神經化學物質飆高兩分鐘來因應威脅，只需要優雅地調準到戰／逃反應。持續數週甚至數月的穩定行為轉變並沒有意義。躁狂症，至少在那些症狀與威脅互相配合的例子中（像亞歷山大那樣），會比較常見到持久的社會性狂暴，有時會為了保衛社群而延長，但唯有在需要新的生命時，才會出現升高狀態。情緒高漲能為社會建設產生能量[2]——在有戰爭傳言需要建立基礎防禦工程的時候，在需要一連數星期不眠不休將遭逢旱災的部落遷徙到水邊的時候，在需要於蝗蟲孵出來前收割所有冬麥的時候——隨著所有積極的衝勁湧上、這種得到報酬的感覺需要暫時扭轉既有的優先順序，以調整個人的整個內在價值系統來因應危機。

但在我們的世界，躁狂充滿危險：對病人有害，也會讓社群付出高昂代價。症狀看來恰當只是例外，而非通則。在現代環境裡，這名未完全孵化的君主被我們錯綜複雜的慣例和嚴格的規定阻撓了，被困在破裂而堅硬的外殼裡——新長的翅膀卡住了，在奮力掙脫時開始支離破碎。

在我們談話時，我感覺得出診間裡充斥著這種受困的能量。亞歷山大煩躁又激動，不自覺地在我心裡孕育了關於他人生的想像畫面，就如同飛機撞入大廈的那一幕在他心裡生根一般，無聲，但出奇地清楚而詳盡。我讓畫面繼續演繹，看到他在自己的客廳睜開雙眼，在十月結束了冒險的漫長旅程後返家，回到一隻被結紮了的狗狗身邊；牠躺在小毯上，令人心煩地暴露著肚腩，鼾聲大作，與從蒙塵音響傳來的帕海貝爾（Pachelbel）卡農節奏不一。那隻狗就是過去三十年的亞歷山大：虛弱、不孕、不同步。躍起攻擊、採取行動的需求將會變得澎湃。

他的妻子提議到出海口走走，和當地優雅的鷺群一起度過一段平靜的時間，但對亞歷山大來說，真正重要的其實是沙漠的伯勞和百舌鳥，飛越馬扎里沙里夫的掠食性動物。受到呼召，坎大哈的時刻復返了——再一次從馬其頓往東進發。*他將感到憤怒盤旋而上。不對，那是性衝動。他的導管將感到充滿液體，他貯存了數十年的東西使導管的平滑肌緊繃。要把那些擠壓出來，把他必須釋放的擠壓出來，一如飛機燃油般強勁。

◇◇◇

沒有任何自然的方式能阻止這種新生命誕生，正如無法阻止分娩，而躁狂可能自行維持好幾個星期，甚至更久。但在醫院裡，任一種生產都可以被延緩或阻止——暫時。

* 這裡運用亞歷山大大帝東征的隱喻。譯注

當亞歷山大要求離開急診室、引發家人發狂似的懇求，在我的介入下，他的自由被取走，公民權暫時被剝奪。被綁在桅杆上的他獲得奧氮平（olanzapine）來阻止躁狂的女妖之歌，那是一種調節多巴胺和血清素的藥劑。不到一個星期，套用我們的說法，他就「變正常」了。

但對於這種結果，我們卻隱約有股不祥的預感。把他正常化並不是什麼確切無疑的勝利。臨床團隊在巡診幾次後沒什麼高興的評論，反倒是在住院醫師辦公室裡對躁狂的意義和干預的倫理有吞吞吐吐、斷斷續續的對話。

◇ ◇ ◇

切莫將躁狂視為無足輕重的瑣事或將其浪漫化。雖然躁狂的狀況看似有趣（病患可能會非常亢奮，並且至少在短時間內，能透過他們對未來可能發生之事充滿感染力的信念，使身邊眾人受到鼓舞），但躁狂具有毀滅性。在脆弱且易受影響、有雙極性情感疾患（躁鬱症）傾向的人身上，躁狂通常完全不受威脅誘發，甚至毫無效用[3]；相反地，它不可預測，且可能伴隨著精神病、思考過程崩潰、有自殺傾向的憂鬱症，以及死亡。

當今躁狂的價值並不一致，但活力提升的狀態是一致的：是跨文化、跨大陸的人類共同遺緒。這些狀態並非全部符合同一個框架。躁狂的變體可能包括馬來西亞的「著魔」

（amok，先是深深的憂鬱，隨後產生被害妄想和狂暴行為），或是西非和海地的「妄想陣發」（bouffée délirante，表現為突然激動的行為、興奮和偏執妄想）[4]。這兩種情況，以及世界各地的躁狂本身，可能都只是更廣泛且複雜的多維結構中的薄薄切片，是一組可能的行為與改變狀態的集合。不同的文化會各自以自身獨特的視角來描述這些狀態的剖面。

人類演化顯然沒有集中於單一或理想的策略來維持高漲情緒（如果有這種策略的話），而許多不同基因都與雙極性情感疾患有關。我們的基因組訴說著過往人類在演化時奮鬥的故事，滿載著其他仍需改善的初步解決方案。綜觀精神醫學以外相當多的現代醫學領域，長久以來我們已經有可能提出疑問，甚至回答，為什麼某種遺傳性疾病或許很普遍。例如，要解釋鐮狀細胞貧血症（sickle-cell anemia）為何歷久不衰，我們可以說說我們和微寄生物三日瘧原蟲共存的故事：那和我們一起演化，驅使我們的血球和免疫系統適應一種已上演數百萬年、令人痛苦難當的呼喊與回應。

鐮狀細胞貧血症和相關的地中海型貧血（這個名稱源自該症在地中海分布較廣）是許多現代人的重負，這些人擁有源自赤道周圍地區的基因根源，而赤道周圍也是瘧原蟲及其蚊蟲媒介活躍之地。這種重負是在血紅素裡發生突變，血紅素是我們紅血球裡的蛋白質，將其負責的氧氣送往粒線體（我們的粒線體曾是像瘧原蟲那樣四處遷徙的微生物，現在可是我們必不可缺的共生夥伴）。瘧原蟲住在我們的紅血球裡（如果進得來的話），而血紅素裡的突變不利於這些古老的敵人，會阻撓瘧原蟲在血液裡擴散，以此來抑制瘧疾。但那些突變也帶來畸形紅血球的風險，會導致下列的疾病症狀：疼痛、感染、中風。

一如囊腫纖維症，只有一個突變基因的人類載體通常沒有症狀，唯有在兩個突變基因連袂出現時，才會創造出鐮狀細胞貧血症。但不同於只攜帶單一囊腫纖維化基因的人（至少根據我們現今的理解），鐮狀細胞貧血帶因者（非病患，指的是僅帶有一個突變基因的人）具有能抵抗瘧疾的明顯優勢，因而揭露了一種嚴酷的演化交易：只有一個突變基因、不會受苦的人所能享受的好處，有兩個突變基因的人得花昂貴的代價才能享受到。因此這些突變是粗劣、蠻幹的衡量標準，仍在物競天擇曲曲折折的慢速競技場裡比武。

鐮狀細胞教給我們的是：疾病，以及病人，必須放在更廣大的人類家族及其演化過程的框架中理解。雖然科學家不見得容易找到這種視角，但設法取得解釋仍很重要，如此一來，才能協助我們脫離無根據的玄想和責怪。但精神醫學一直沒有這方面的洞見。比起其他任何種類的疾病，精神疾病與世界各地數不盡的死亡、殘疾、受苦更密不可分，卻仍舊未以這種方式解釋；事實上，現在仍欠缺可靠的解釋。

不過，神經科學已來到關鍵轉折點。史上第一次，關於這些疾病在生物學上究竟是什麼的科學解釋，似乎已伸手可及。一如鐮狀細胞，以及人類所有的健康和疾病，精神疾病的盛行應從演化考量著手。誠如費奧多西．多布然斯基（Theodosius Dobzhansky）在一九七三年所寫：生物學的種種都要從演化角度來看才有意義。

然而，如果提出的問題天真或不完整，對於生存與繁衍之間權衡取捨的思考就可能產生誤導。例如，精神疾病對病患的傷害顯而易見，但如果真有演化的受益者使這些性狀繼續存在，那會是誰呢？就鐮狀細胞的特徵而言，受益者和受苦者不一樣。精神疾病也是如此，是病人受苦而近親獲得某些好處嗎？或者，精神疾病是否能為病人帶來直接的益處——在某個時間，以某種方式？

我們必須承認，當今世界無法給出答案——演化很緩慢，文化變遷卻很快，而社會遠未達到穩定狀態。因此，我們很可能並不完全適合這個世界。但我們還是有希望理解；我們擁有的性狀和狀態，直到不久以前，甚至可能直到現在，對人類的生存仍至關重要。對生存不重要的特徵會迅速消失，只留下蛛絲馬跡，像基因組在溼沙上的腳印，會隨著世世代代的潮浪逐漸淡去。在哺乳動物的演化歷程中，乳汁一出現，蛋黃的基因就隨之消失（儘管蛋黃基因還有些碎片存留至今，甚至還殘留在我們自己的基因組中）[5]。洞穴魚類和洞穴蠑螈（住在沒有陽光的群落，與地表世界隔離）歷經世世代代的黑暗後已失去了眼睛，讓皮膚覆蓋過頭骨的眼窩，不再需要感官的遺跡[6]。

要了解自己為何有如此奇特之構造，洞穴蠑螈必須知道超出其理解範疇以外的事物——牠的祖先生存在有光的世界，所以牠的頭骨上才有兩個凹洞，那是古老世界傳遞資訊的管道，來到現代世界卻成了易受攻擊的弱點。同樣地，我們的感覺，我們的軟弱，會深到難以解釋，或許也應放到我們走過迢迢長路才形成當前面貌的脈絡下理解，從現今世界是找不到什麼解釋的。但我們仍須謹慎，因為我們不僅欠缺數據，我們的想像本身也是主觀的，我們的視角有所限制，且帶有偏誤。破損與未破損的分隔線可能移動，可能模糊，甚至可能在我們靠近時消退。

目前，我們仍無法確定演化在精神疾病中所扮演的角色。但要思索精神醫學，人類的起源和演化必是全局的一部分——一如生物學的種種都是反映橫跨多個世代產生且經過測試的衝突和妥協。十萬年以前的純採集狩獵者或許不需要為時特別久的強烈躁狂，或許不如乾脆中止計畫、避開威脅或衝突繼續前進——前往地平線以外的新前景。但當我們開始建造——後來開始建造屋舍、農田、社區、跨世代的家庭、文化之後，或許高昂的狀態最能抵禦生存威脅，就算那無法持久。

神經科學在理解躁狂或雙極性情感疾患症候群方面（後者形成一條顯示嚴重程度的光譜，不過全都有類似躁狂的狀態）的進展少之又少。事實上，躁狂不是二元的，程度從輕微的輕躁症（一種可能持續但不必住院的情緒高漲狀態）到反覆發生的自發性躁狂都有，而後者每發作一次情況就更嚴重，甚至有無法感知現實的精神病症狀，若不治療，最後會形成類失智症狀態。

對躁狂感興趣的神經科學家已探究了與主要症狀有關的特定腦細胞。例如多巴胺神經元已因其在引導動機和追求報酬方面扮演的已知角色受到關注[7]。動機和追求報酬這兩個元素在躁狂裡顯然太過充足，會以俗稱「目標導向行為增加」的明顯症狀展現，種種計畫、投資、規劃和亞歷山大重生的活力都是例子。神經科學家也鎖定晝夜節律迴路，因為躁狂最顯著的特色之一（亦用於診斷，在亞歷山大身上非常明顯）就是對睡眠的需要大大減少。這個症狀特別有意思的地方在於躁狂不會導致睡眠品質不良（或伴隨失眠而來的問題，如無精打采、昏昏欲睡等）。在躁狂狀態中，對睡眠的需求是真的降低了，正如亞歷山大所經歷的那樣，儘管如此，腦部和身體仍能在長時間內保持高度運作，不怎麼休息，也不怎麼需要休息。

那麼，這些多巴胺和晝夜節律的迴路是否提供我們一探躁狂之謎的線索？二〇一五年，多巴胺和晝夜節律的面向被光遺傳學連結起來[8]。研究人員發現，晝夜節律機制發生突變（在名為Clock的基因中）的老鼠會顯現可能被解釋為類躁狂的行為：活動力極度旺盛的時間延長。他們也發現，這種狀態會和多巴胺神經元活動較旺盛的階段同時發生。多巴胺濃度增高可能是驅使老鼠過度活動的原因嗎？運用光遺傳學，團隊發現多巴胺神經元活動增加確實可能導致類似躁狂的行為；另外，抑制多巴胺神經元活動也可能逆轉Clock突變鼠的類躁狂狀態。我們距離深入了解躁狂還很遠，但光遺傳學已協助統整兩種最主要的假設迴路機制。再往前進，把多巴胺神經群想成非巨大整體，而是由許多不同類型組成，每個類型都可用來辨識哺乳動物腦部早期發展，或許會有幫助[9]；未來的研究也許可以針對與躁狂相關的特定亞型來探索，例如那些射往與產生行動及行動計畫有關的大腦區域的多巴胺神經元。

人類身上還發現哪些和躁狂有關的基因呢？雙極性情感疾患會遺傳，在家族裡強勁地流傳下去，但可以決定這種疾患的並非少數單一基因；事實上，可能有數十種以上的基因各自有小小的影響，就像決定身高一樣。其中一些基因，會在第一型雙極性疾患（自發性、嚴重的躁狂，以及其他最容易遺傳的精神疾病）研究掃描全人體基因組時固定現身。ANK3就是其中一個基因，負責生成一種叫做ankyrin 3（亦稱ankyrin G）的蛋白質[10]。這種蛋白質會組織神經軸突起始段的電子基礎架構——每條電子資訊傳輸線的第一段，而這些線路會將每一個腦細胞連上它遍布大腦各處的所有接收者。

會在某些人身上引發雙極性情感疾患的突變，很可能致使ankyrin 3製造不充分。二〇一七年，一支ankyrin 3先天「失效」（knocked out，即不充分）的老鼠種系被創造出來[11]。結果，這些老鼠神經軸突的起始段確實以一種有意思的方式組織不良。正常情況下會群集在軸突某個關鍵位置，像阻尼器那樣預防過度活躍的抑制性突觸，不見了。而這些老鼠顯現了一些類似躁狂的特質：生理活動量大得多，不論一般運動，或特別用來克服壓力挑戰的行為（也就是積極的目標導向行為）都是如此。令人驚訝的是，這種行為模式可透過治療人類雙極性疾患頗具成效的藥物（包括鋰）加以阻止。

ANK3固然讓精神科醫師和神經科學家覺得有趣，但在人體，它的突變無法單獨解釋所有躁狂，且整體而言，我們對雙極性情緒疾患的理解還遠遠不夠。我們也不了解躁狂和憂鬱（雙極的另一「極」）的關聯。躁狂最後常導致重度憂鬱，而許多病患會上上下下無盡循環：躁狂變憂鬱、憂鬱變輕躁又回來——但沒有人知道為什麼，ANK3研究也沒有提供解答。躁狂是不是會消耗某種神經資源，導致情緒滑落成憂鬱？抑或是負責關閉躁狂的系統，在威脅遠去後重新矯正，但偶爾會過度調節？確實是不精準的解法——在過去，這種解法或許能為全體人類所容忍，雖然親身經歷的人可能無法消受。

◇◇◇

文明演化的速度遠遠超過生物學演化。如今，個人對世界的影響力與跨越時空的力量，讓輕躁和躁狂更危險，更具毀滅性。某些具歷史意義的人物無疑曾像亞歷山大那樣背負這種重擔，試著迎接他們所處時代的挑戰，並在短暫時間內發現自己變得活力十足、樂觀進取又魅力四射，從某些角度來看，這種狀態正是人類可能達成的精采表現。但很多人因此招來災難。對亞歷山大來說，因為生錯時代和地點，他沒有安全的機會來完成他的蛻變，實現那種使命。

一從醫院的變異世界離開時，就像離開鮑姆《綠野仙蹤》裡的奧茲國，每一名病患似乎都收到一件告別禮物。在外科手術房，有些病人甚至獲得一顆新的心臟。在精神科，我們常說大多數病人就像桃樂絲——他們只是回家了。這也是亞歷山大唯一的出路：強制治療、恢復正常、被釋回他的社群——這是每一個關心他的人共同的目標。

一年後，後續追蹤時，亞歷山大的妻子形容他「比以前還要好」。他疾病的陰影就像喬伊斯《尤里西斯》中那抹在光明裡閃耀的黑暗；這是一種光明無法領略的黑暗。他雖然不再躁狂，卻仍無法與他曾進入過的狀態，或他在那種狀態裡的行為切割。他仍舊不了解我們為什麼會那樣做。我想他對此有點耿耿於懷，不過說到底，他還是得到了一條出路，一條可以再次和妻子共同生活、安然退休而不必改變方向或承擔後果，並可以去蒼鷺繁殖地散步的出路。

3 承載能力 Carrying Capacity

就音調而言，個人的聲音是一種方言；它塑造自己的重音、自己的語彙和旋律，以此抗拒帝國式的語言概念，那是《奧茲曼迪亞斯》十四行詩、圖書館和字典、法庭和評論家，以及教會、大學、政治教條、機構所用的語言。

——德瑞克・沃爾科特（Derek Walcott），《安地列斯：史詩記憶的片段》（*The Antilles: Fragments of Epic Memory*）。一九九二年諾貝爾獎得獎演說

「我在巴黎的時候長了畸胎瘤。」艾努爾說。「這顆瘤一開始是我卵巢裡的一顆卵子，後來長出了牙齒、活生生的神經元和好幾團頭髮，全部糾結在一起，在我的腹中生長。法國醫生取出了腫瘤，但手術後我走路、彎腰、坐直都有困難。我一個人住，所以什麼

事情都得慢慢來。

「就在這種情況下，我收到我母親寄來的一封怪信，信裡附了十二張我們家鄉的照片，但什麼都沒說明。我記得當時我小心翼翼越過閣樓，把那些照片攤在我的早餐桌上。

「我感受到家的溫暖。就好像母親伸手穿越了整座歐亞大陸來溫柔地撫摸我。那些照片展現了熟悉的街景、路邊擁擠的大樓、我家的圓形窗戶和鍛鐵陽台，還有秋天灰濛濛的天空下，行人像染料滴在畫布上那麼鮮明。

「我們衣服的顏色——你在帕羅奧圖絕對見不到這種景致。深紅、濃靛、鮮黃，全都是取自大自然的顏料，比如胡桃皮的深褐色、檉柳那種輕柔的紫色。你可能在我們的絲綢上見過這些顏色，維吾爾產的絲綢，我們稱作『阿特拉斯』（atlas），意思是優雅的絲。它柔軟卻堅韌，常用來製作女裝、絲帶和壁掛。我想，或許世界對我們其他事情知之甚少，但至少認識我們的絲。而我們的日常服裝，即使是成衣夾克上也有類似的色彩風格，亮紫、桃紅、橘色、金色，這些從首府烏魯木齊運來的大量製造成衣全都是秉持同樣的精神，展現我們對濃豔色彩對比的喜好。

「但有個問題。那些照片，還有字條，我愈看愈覺得不對勁。我母親在短信裡對那些照片沒有任何解釋，隻字未提——她寫的內容都是在不痛不癢地回應我前一封信。

「我之前寫了電子郵件給她，詳細更新了我在研究所的進展——而且因為我的丈夫已經兩個禮拜音訊全無，我問她我是不是該回家一趟。我又重看了我媽的字條，她寫：『妳不應該回來，這裡還太熱，現在妳沒辦法適應這裡的天氣。妳已經在法國很久了，應該繼續待在那裡。』但其實熱浪來襲的是法國，而且我也跟她抱怨過那件事。那年夏天的巴黎比以往都熱，而我可以從那些照片中清楚看到，家鄉的小男孩和小女孩已經披上秋天的外套。

「我又看了幾分鐘，注意到另一件事：街上沒有年輕男子。有很多孩子、婦女和摩托車騎士。但跟我丈夫差不多年紀的男子，全都從街上消失了。每一張照片都是這樣。

「我記得那時外面下雨，我急匆匆地出門想去找一家有營業的網路咖啡館，結果差點從狹窄的樓梯摔下去。當我來到公寓門前，術後椎心刺骨的疼痛開始浮現，但要等我下到雨中的街道，我才明白情況有多嚴重。我無法再回到樓上，甚至沒辦法走路。

「就在巴黎的街頭，我突然意識到我的身體裡面傷得有多重。天色黑了，地上的石頭濕滑。我意識到家人身處險境，而我孤單一人。而這時我發現，沒辦法走路的時候，原來我可以跑。」

◇ ◇ ◇

艾努爾活潑熱情，不時笑逐顏開，這種開朗與她黑暗的故事、隨時間逐漸加劇的身心痛楚很不協調。我開始默默好奇，究竟是大腦中的哪個自然過程設定了我們感知痛苦的時機。與此同時，在另一條平行的流動思緒中，我暗自讚嘆她描述情境的本事。突如其來，毫不費力，她的故事如滔滔洪流，迅速變得愈發強勁。

我們感知到什麼，包括感知我們內在的感覺——有人稱之為意識（consciousness），它並不像開關一樣隨意開啟或關閉。甚至連察覺痛苦的意識似乎也是隨時間的流動而浮現，逐漸積聚，從某一刻開始延伸到另一刻。

每一種感覺都與大腦活動的增長、達到高峰和衰退緊密交織——甚至是同一件事。在某種意義上來看，這段過程僅歷時幾百毫秒，而在另一種意義上，它可能是跨越數百萬年而不衰。感覺，就跟人一樣，是穿越時間的軌跡。

人類主觀性的要素（我們所有人用有意識的心智感覺到的一切，以及何時有這種感覺）在現代世界中之所以存在，或許僅僅是因為這些感覺在遙遠的過去曾引發了生存所需的行動。因此，對於家鄉遠在地球兩端的艾努爾和我來說，我們共有的感受非常重要，而這些感受在數千年前是如何被人類感知的，可能也同樣重要。對我來說，認識到這種連結，彷彿是一種恩典，穿越冰冷無垠的時間，獻給我們離世已久的祖先——同時似乎也是給當下的慰藉：承認這場家族對話中的所有夥伴，不再把感受僅僅視為外部世界注入我們心智的臨床訊息，而是視為我們彼此的連結，跨越了分散、廣袤、漫長而沒有文字紀錄的人類家族史。

在生物學的另一個時間尺度上，正如艾努爾突然感受到從內心深處浮現的痛楚，我們身為個體動物的內在經驗也同樣隨著時間的流動而界定——這過程是一秒中的某個瞬間。在這個時間尺度上，每一種有意識的經驗都是動態的。它顯現出來、達到高峰、徘徊不去——保持它自己的節奏，與觸發它的刺激分離。

意識要花很長的時間聚結——比起單一神經元傳送電訊號的速度慢一百倍，約兩百毫秒（〇・二秒），而非兩毫秒（〇・〇〇二秒）。每當世界傳送新的刺激給我們，像是一下針刺、一道意料外的聲響、一次輕觸，將近四分之一秒過去後，那種精緻的意識強光才會綻放開來。反射作用則和意識不同——無意識的過程可以快得多，但意識，基於某個理由，需要「慢慢來」。

於是，個別的主觀經驗可從演化和神經生物學的角度加以理解，不僅僅是一堆外界資料的輸入。外面感官之海的潮水不只會深深浸透，還會如詩人傑拉爾德・曼利・霍普金斯（Gerard Manley Hopkins）所寫的神性之莊嚴，「積聚成偉大」——神祕地蜿蜒前行，穿過大腦的內在水道和沼澤，最終完整地呈現出來。某件特別的事情正在發生。

經由多種主要以直接測量腦電活動為基礎的實驗，神經科學家已經了解哺乳動物意識的這個奇妙事實：從接收意外聲光的刺激，到我們皮質中的反應達到高峰，通常要兩到三百毫秒的時間[1]。皮質是由細胞組成的既薄且皺的覆蓋物，像披巾一樣裹住每一種哺乳動物的大腦。

兩、三百毫秒，不只像我這樣的細胞生理學家會覺得那如同亙古的沉默（我們習慣思考更短的時間尺度，例如處理突觸和軸突之間兩、三毫秒的傳遞時間），這麼冗長的拖延也令非科學家感到驚訝，任何觀察過貓追獵物、拳擊手後仰閃過刺拳，或兩個人在熱烈對話中互動的人，都會驚訝於這些動作全都是在快得多的時間範圍內完成。訓練有素的拳擊手看似能夠在意識到閃避之前閃過，如果需要依賴意識，那他們就是以少於意識應該需要的時間回應特定的威脅。尤其是人類的社交互動，看來更不可能按照這個數字進行。如果每次回應對話中的一丁點新資訊都要等候近四分之一秒，那多遲緩，多笨拙啊，多不像我們平常的反應速度——若還涉及實際的思考，時間恐怕需要更久。

而這只是語言的層面而已，更令人困惑的是社交互動的完整過程，當中涵蓋了全部的資訊流。想想視覺輸入是如何整合的，像是眼神接觸、手勢動作、身體姿態的傳遞。每一個細微的嘴角角度變化，或是身體朝向哪個方向的轉換，要如何受到辨識，並產生適切的反應？這些資訊流需要彼此依賴來產生意義，就像人類需要彼此才能找到意義。而規模更大的互動又是如何：比如一支團隊，或一場市民大會？人類群體充滿相互牴觸的欲望、出於禮貌或惡意的謊言、不時改變的排列組合——每一條資訊流不僅同時流動，還需要其他資訊流的相互影響來產生意義，也需要不停地重新詮釋和共同解讀，而說話者的世界觀，以及他們對彼此的理解模型，也全都時時在變。

較深的洞見則有理由耗費更久時間，可能要更久以後才會出現——在收集完所有資訊後，經過數週、數月的孵化，像毛毛蟲在它白色物質纖維交織而成的繭裡蛻變，隱藏在軸突交織成的絲線裡，直到有一天，新的意識突然完全成形，破繭而出。

◇◇◇

「從那一刻起的三個多月裡，我跟我丈夫沒有任何聯絡。」艾努爾告訴我：「我好害怕。我爸媽也很害怕，但他們很謹慎。就連我好不容易終於跟他們視訊的時候，他們也絕口不提。我沒辦法得知他是不是還活著。就算他們聽到什麼消息，也什麼都沒說。我沒辦法直接問起照片的事，我不知道寄照片是否被禁止，或是可能有誰在監聽。但我想，身為妻子，本來就該問起丈夫的事吧，不問才比較奇怪。反正，我怎麼問我爸媽並不重要，他們總是回覆：『我們不知道。』然後言盡於此。

「一切都是未知。兩個月後，我完全失去了入睡的能力。不只是因為一無所知，而是因為什麼都沒辦法做。我沒辦法幫助我愛的人。我動彈不得，彷彿從內裡被生吞活剝——這是一種你無法了解的感覺。這一切和你現在的生活相反，你現在什麼都能掌控。

「有東西悄悄爬進我的身體裡，開始啃噬我的脊椎，由內而外把我掏空。我身體裡已經沒有知識，沒有力量，什麼都沒有了。沒有事情可以做，沒有人可以傾訴。而就是在那時，我第一次開始想到自殺。

「不過我很慢才走到那裡。我想我是有步驟的。首先，我意識到，面對實際的恐懼，具體的折磨者，真的會比面對未知好得多。相較起來，面對已知的敵人，甚至面對一個時間已經確定的死亡，都像置身天堂。我開始在似睡似醒時夢到死亡，度過秋天的黑夜白晝，一直夢到進入隆冬。然後我想要以暴力掌控死亡，想要在無人可預防的最後一步，成為設定確切日期和時間的人，這樣就能取回我對自己的掌控權。一旦我想清楚這一點，這種渴望就變得如此令人嚮往了。

「我不知道這算不算憂鬱症。我想這只是你們聽到自殺時會用的一個詞。我知道你們精神科，你們西方，喜歡用這個詞。沒關係，你們想叫它憂鬱症也無妨——何況我當然不快樂。不過，讓我告訴你另一種看待它的方式。

「在我家鄉的棉花田，我們西方，你們稱作新疆的地方，所有農民都會碰到蚜蟲的困擾，而在學校，對生物學有興趣的學生，比如我，都知道政府正引進胡蜂來抑制蚜蟲。很多對生物學有興趣的維吾爾孩子都被引入那個領域——黨正試圖讓我們的人投入現代化的工作類型。不是因為他們真正在乎，而是為了防範激進化。

「像這樣的胡蜂戰爭有點道理——每一種胡蜂都專門針對牠鎖定的物種，所以沒什麼製造新問題的風險。雌蜂將她的卵直接注入她抓到的蚜蟲體內，卵會通過她的螫針進入，那叫做『產卵器』，有時也把一種麻痺物質注射進去。然後卵會孵化成幼蜂，住在蚜蟲體內長大，慢慢吃掉裡面一部分的內臟，一邊小心不要損害蚜蟲的重要器官。

「然後，幼蟲會突破蚜蟲的腹部跑出來，但仍會確保蚜蟲活著，緊貼在牠表面底下作繭，使蚜蟲無助地形成肉盾。蚜蟲形同癱瘓，但如果有什麼靠近，牠仍能做出簡單的動作來保護牠的侵入者、保護牠的天敵——直到新的成蜂破繭而出，而蚜蟲要到那時才准死。

「所以讓我問問你：要是蚜蟲能夠察覺、能夠了解自身的處境，並選擇死亡，牠會願意嗎？當然願意。要是蚜蟲可以慢慢形成意識，像人類一樣徹底感受到本身的處境，感受到那種痛，思考死亡，你會說那隻蚜蟲有憂鬱症嗎？我猜你可能會，但這沒道理——因為沒有任何藥物，沒有任何想像中的治療是值得的，就算那可能改變內在的感覺。

「這些都無關緊要。只是說說而已。我當時想死，而且計畫了我的死期。那才是真正要緊的事。」

◇　◇　◇

就在這個節骨眼，我開始領略自己被賦予了多大的責任，和特權——能邂逅這個人，以及她的故事。這不是我應得的——當那個聽她說話的人，但命運已讓幾條最重要的軸線，像是歷史、醫學、情緒，在此時此地驚人交會，所以當約診時間結束時，我沒辦法打斷她。我讓她把故事完整敘述完，讓她的畫面在我的腦海成形，讓她的經歷緊密連上我在科學和醫學所知的一切。

從我們首次相遇的那一刻，艾努爾就顯得完全放鬆，看來迫不及待要分享她豐富的個人故事，她採用的社交風格更適合同學會的老友重聚。就病人和治療者，以及雙方的互動而言，這一點本身可能是紅色警戒，但最終，我在她或在我身上，都沒有找到精神科醫師可能在這類的案例中會找到的跡象。例如，我始終沒有發現自己可能喚起她經歷過的某種人際模式：啟蒙恩師、哥哥、地方醫生等等，也沒有感受到她可能從我過往的人生拉出任何模式來。這種角色扮演向來是種風險，病患和精神科醫師往往從過往經驗召喚出某些感覺——在醫病關係裡，這往往會變成問題，但有時反而是解決之道。

我也沒有看到艾努爾有人格或情緒疾患的跡象。大致上，會先讓人想到邊緣型和做作型人格的特質，還有在情緒障礙光譜上處於穩定升高狀態的輕度躁狂，不過並沒有任何佐證。艾努爾只是以自然的友誼架構，以一種我所見過或能想像到的最純粹、最投入的社交狀態熱切地述說個人故事，詞彙豐富，充滿細節，而不知怎地，這一切都是使用她並不擅長的語言來講述，在這個她認識不到一年的國家。

在我看來，艾努爾的社交狀態似乎是我們人類在演化過程中實現的典範。我一邊聽，一邊思索這種狀態招致的代價——為了實現這種狀態，代謝每天要支付多少成本、大腦要分配多少資源？還有，這一切究竟是從哪裡開始——我們的祖先，甚至早期靈長目的族群，究竟是從哪裡開始演變成社會性哺乳動物？我想代價一定很高，因為在生物學中，沒什麼比社會互動更難捉摸、因而也更難估算的事情了——甚至連獵捕不可預測的獵物都比不上。貓無法預期老鼠會轉往哪一邊，但那比起人際互動中的可能性是小巫見大巫。老鼠也沒有隱藏的動機——牠要活下去。但跟你對話的那個人到底在想什麼？老鼠通常只能在二維空間表現出求生欲望，在平面上奔跑。拳擊手也類似，他只需要擔心是左手還是右手出拳，以及兩者的特定順序和軌跡。

然而，社交大腦則需要新的功能模式，既要迅捷，但也必須同時在多重維度上運作。在這樣的體系裡，一丁點新資訊（任何偏離當前模型的細微差異，或許只被少數細胞捕捉並編碼）就應該能將觀察者轉換入另一人的改良模型，將互動導入更可預測的時間線。但觀察者的大腦也不該過度興奮，事實上，應該要抗拒可能導致轉換到不正確模型的系統噪音。抑制虛假感知自動產生仍然很重要，因為這種有害的觀點可能是源自於神經元的隨機電訊號。

一如生物學裡的一切，我們也可以觀察欠缺這種過程所帶來的後果，藉此評估這種過程有多重要。我們知道，眼神接觸太短會構成阻礙，造成缺乏連結，造成距離與不信任。但要是沒有搭配其他表現溫暖的社交信號，眼神接觸哪怕只多持續了十分之一秒，也會令人產生寒意。「時間精確」顯然是極其必要的，對社交互動如此，對生物學裡的其他事物也是如此——因此負責執行那奇慢無比的意識節奏，那兩百毫秒延遲的神經迴路，時時面臨著嚴峻的壓力。

為了加快這種施與受的互動，一個可能的解決之道是預建模型：事先在大腦裡無意識地提前演練事件。如果這個社交生物有許多關於世界與社交夥伴的模型，能預測他人未來的行動和感覺，並在表面下同時運轉，就可能達成這番功績。

哺乳動物皮質的一大關鍵作用，或許是最主要的作用，可能就是解決這種預測的問題，在運行當下和未來的模型時，盡可能從外部世界中多多蒐集背景資訊，好讓這些模型變得更加完善。同時，皮質系統還必須連微小的變異（偏離當前模型的變異，會暗示需要切換到另一個模型）都要極為靈敏地偵測出來。同時運行這無數種模型，就不必在意識心智中為每一條接收到的新資訊計算並捲起全新的時間線，因為在社交心智的條件式超級棋局上，每一種模型都會跨越許多個時間步長（timestep），提供並指定行動與回應，決定通往未來的哪條分支——落子與回手。

為了不斷運作這些無意識的預測模型，大腦所需的運算能量非常巨大。在對時間過長的社會互動感到厭倦的人（多數人是如此）或內向者身上，這種消耗性元素也許就是迅速耗盡的神經迴路級資源。反觀擁有源源不絕的資源供這種大腦狀態使用的人，就會是名副其實的外向者，靠頻繁的人際接觸維繫活力——就像艾努爾那樣，這點打從門診一開始就非常明顯。那次門診原本只是要做個迅速而平常的評估，算是某種「報到」，因為她在旅居歐洲期間曾有短暫的自殺傾向。然而那是我行醫至今獨一無二的一次面談——不僅因為她灼熱的人生際遇，也因為她強烈的社交傾向。而在這一切的中心，卻是一個曾經想尋死的人類。

◇◇◇

「我們似乎有兩種自我了結的方式可以選擇。」艾努爾說：「在我的家鄉，建築物不夠高，跳樓不保證會死，但在喀什可以，在巴黎更沒問題。另一種方式嘛，阿特拉斯絲非常強韌。我有一大堆絲帶，在梁下把磚頭或書本疊起來再踢開很簡單，說不定在室外花園的棚架底下也可以。

「我為什麼沒那麼做？我想是因為我媽。就算我被迫放棄成為科學家的夢想，就算一輩子每天只能吃一塊麵包果腹，我也願意接受，只要能跟我媽在一起就好。

「巴黎人說他們比美國人善於交際，某些方面確實如此——他們會多花很多時間陪伴家人朋友。但跟維吾爾人比起來就差得遠了。不怕你笑，結婚後我還跟我從小到婚前一樣，睡在我爸媽床上、睡在他們中間，好幾個月。你們西方不可能這樣——不是妻子應有的行為。但我們就是這麼親密。因為家人，我不能這樣結束生命，因為我不能傷害我最親密的人。我不能親手毀掉那些關係。

「所以我繼續活著，一個人在巴黎，從內心被一點一點地啃食著，接著，當我不知怎地又撐過了三個月，在最深的嚴冬，他們把我丈夫放出來了，他也能跟我聯絡。一如那裡的其他年輕人，我丈夫被送去集中營。英文可能有別的詞語，我不知道，因為他們沒有被殺害，不是真的遇害。

「他一被放出來就打給我，我們視訊聊天。他瘦很多，剃了光頭，聲音非常虛弱。我不知道他有沒有被嚴刑拷打，但他變得安靜許多，甚至比我還空洞，不願意講到底發生了什麼事。他告訴我他會被調離新疆，去沿海城市工作。他就只能說這些，說他會被送去東方，而他不確定我們能不能，或什麼時候能再見面。所以現在就是這樣，他像個軀殼一樣活著，做著粗糙的動作。

「現在情況大致還是如此。這是去年的事，然後我就把研究從巴黎轉來這裡，而政府依舊否認有那些營存在。今年，他們承認了，但他們把那些地方稱為教育中心。沒有學會用普通話宣誓效忠的民眾會被送去那裡。或是他們所謂的雙面人——表面上話都說得頭頭是道，但行動中卻並未展現出應有的熱情，沒有發自內心展現對國家的忠誠。

「噢，他們把年輕男人關進營區時，也剷平了鎮上的清真寺。」

◇ ◇ ◇

因為艾努爾是我上午診的最後一個病人，我不必為了看其他病人而要她停下來，只需要犧牲我的午餐時間——很容易做的決定。我的評估從一開始就很明確，而且已經完成：她的困擾只存在於過去——因極端壓力的人生事件而產生焦慮症狀和適應障礙，目前沒有診斷出精神疾病。若病患在社交領域外出現認知困難（艾努爾沒有，她正努力攻讀演化生物學的研究學位），而且顯現某些特定的顏面特徵，我可能會考慮威廉氏症候群（Williams syndrome），一種染色體缺失引起的疾病。儘管威廉氏症候群患者可能有焦慮和認知障礙，但通常仍表現出高度的社交能力——口若懸河，連陌生人都能立刻建立交情（雖然這種連結深淺不定）[2]。

威廉氏症候群至今仍是個謎，依舊令人神魂顛倒。但我的臨床專業主要集中在社交技能光譜另一端的照護——治療大腦狀態較不傾向、不擅長社會互動的病患，自閉光譜的患者。這是我的兩大臨床熱情之一（另一個是治療憂鬱症）。我剛從住院醫師訓練轉精神科主治醫師的時候，診所掛號人員就接獲指示，將需要評估是否患有自閉症的病患引導到我的診來。我也要求掛號團隊把已知具挑戰性的自閉症患者轉給我——他們已被診斷為自閉症，但因某些因素而變得複雜，所以被外部醫師轉介過來（憂鬱症病例也是經由類似程序轉來我的診）。就這樣，隨著對這些潛在疾病的深入探索，我發現自己成了專家，專攻兩種幾乎無藥可治的疾患：自閉症和難治型憂鬱症（treatment-resistant depression）。

我明知道自閉症本身無法用藥物治療，但我仍希望以某種方式協助這個愈來愈龐大，大到無法獲得充分照護的群體，也就是那些已不再接受兒科醫生照顧的成年自閉症患者。這些病患通常患有與自閉症共存的症狀（我們稱為「共病症」，例如焦慮），而這些症狀幾乎都是可治療的。我之所以開設這個門診，就是考量到這些共病症狀常深受自閉症影響，當然也被自閉症本身的特性所框限，因此最適合由專門研究社交功能改變的醫師來治療。

重度自閉症的定義是部分或完全無法使用語言。但在光譜「高」的那端的自閉症患者也有自己的挑戰——雖然具備出色的語言技巧，但在社交上仍與艾努爾的狀態相反。這些位在自閉光譜上的患者因為社會理解力受損，在日常生活中可能面臨困難。由於語言能力和智力大致完好，也有典型的受雇能力（在現代世界中甚至出類拔萃），他們依然會持續和廣大社群互動。但這樣的互動可能混亂不堪而引發強烈焦慮，在某些情況下，還可能導致嚴重的新症狀。

社會領域，以及社會整體，是由人類變幻無常的行為所主宰，對於這些願意互動的自閉症患者而言，社會可能是個謎團，甚至是地雷區。那個人怎麼知道那個時候應該要說什麼？團體究竟是怎麼達成共識的？這個人講話時我應該看哪裡？對這些病患來說，一如沙特所言：他人就是地獄。

人是複雜的系統，但這些患者所面對的難題並不是複雜系統本身，甚至也不是會隨時間改變的複雜系統——只要這些動態是可以預測的，就不成問題。一行行代碼、照著時刻表沿一度或二度空間軌道行駛的火車，或是城市環環相扣的街道結構，這些東西雖然複雜，卻可能因為它們的可預測性而饒富吸引力，對於與自閉症共處的患者更是如此。相反地，不可預測性（社會互動就是一例）就可能令人嫌惡，特別是在這條光譜上的人。

我想，理解「社會互動可能讓人感覺不好」的精確意義，對神經科學的基礎，也對幫助自閉症患者（他們的社交傾向光譜與威廉氏症和艾努爾截然相反）非常重要。自閉症患者的社交迴避究竟是耗盡某些運算或能量資源的結果，還是害怕不確定或害怕他人所致？也說不定有某種更微妙、難以言喻的原因。對我來說，最後這一種可能性凸顯了自閉症的挑戰有多艱鉅：要是連我們都無法訴諸言語，那麼這些語言表達已經受限的患者要怎麼告訴我們他們內在發生的狀況？——或是更糟，要是這些概念的表達方式根本就不存在呢？

我向來懂得把握機會跟那些擁有出色語言技巧的高功能自閉症患者聊聊。在經過數個月的門診、建立醫病同盟、盡可能治療他們的共病症後，我會在後續門診詢問一些關於他們內在經驗性質的問題。但要從哪裡開始呢？我總不能直接要病患解釋他們的自閉症。我會從簡單、具體的問題著手——詢問病患對於某個單一身體症狀的經驗。對我來說，在自閉光譜疾患的所有行為特徵中，避免視線接觸是最迷人的，或許也是最具啟發意義的：有時只是一剎那的交會，眼神就會像受驚的鶺鴒一樣振翅逃走——逃去地上，逃去旁邊。

一位名叫查爾斯的病患給了我關於這種症狀最清楚的答案。查爾斯是年輕的資訊科技專家，患有我們過去慣稱為亞斯伯格症候群的自閉光譜疾患，擁有極佳的語言能力，但極明顯避免視線接觸。在我的診所，我花了兩年時間成功治療他的焦慮，他不再為恐慌和職場焦慮所苦，但與此同時，他的自閉症狀沒有一絲改變跡象，包括視線接觸的模式。一天上午，我問他：「你跟別人短暫視線接觸的時候有什麼感覺？那會讓你感到焦慮或害怕嗎？」

「不會。」他說：「我不害怕。」

「讓你不知所措嗎？」我又問。

「對。」查爾斯毫不猶豫地回答。

「查爾斯，如果可以的話，跟我說說你是怎麼不知所措。」

「呃，當我看著你說話時，如果你表情變了，我就得思考那代表什麼意思，我該做何反應，該怎麼修改我正在說的話。」

「再來呢？」我溫柔地追問。「是什麼讓你移開視線？」

「呃。」查爾斯說：「再來一切就超載了，超過我的負荷了。」

「所以就像有太多資訊，而那讓你感覺很糟？」

「對。」他立刻回答：「所以如果我移開視線，就會比較輕鬆。」

對我這個研究神經科學的精神科醫師來說，這是超然的時刻。雖然坐在我前面的是一個嚴重迴避視線、顯然容易焦慮的病患，我卻獲准聽到很少科學家有幸能夠確切了解的事實：視線接觸問題並不是源自於焦慮。這項結論在我的治療底下得到了強力支持：這兩個症狀（焦慮和視線接觸）在治療過程中的命運截然不同——一種可以治療，另一種則完全不受影響。至少對這名病患來說，他自己的敘述也直接證明了焦慮與視線接觸無關——他位於自閉光譜上，有顯而易見的症狀，卻意外地擁有足夠的口語表達能力來分享他的內在感受。某種程度上，這一刻讓我的整個職業生涯、額外接受碩博士訓練的那些年、實習期間的所有痛苦和個人難關、甚至是那些身兼單親爸爸並擔心我兒子會孤單的值班夜，全都值得了。

不是焦慮或恐懼，而似乎是一個有趣得多、微妙得多的過程發揮了作用。查爾斯的大腦似乎正在偵查出自己跟不上社會資料流的無能，偏偏又知道應該要跟上，深知這是必須處理資訊的情境。還有，他的大腦已經建立一條連結，把資訊處理的挑戰連向了負價的主觀內在感受，亦即「感覺不好」的狀態。

謎團仍在，一如往常。例如，那種負面感覺是天生的，還是後天習得的？高資訊流與感覺不好之間的連結也許是生活教給他的，是隨著時間流逝，被一次又一次引發情緒困擾的社會互動所制約了。或者，這種反感是從他生命之初就已存在，從未經過薰陶？這種感覺不好是一種演化機制嗎？是為了幫助人們閃躲資訊洪流，引導他們不要全心投入別人期望他們會正確回應資訊的情境，以避免社交失敗——甚至受到傷害嗎？這種不愉快的感覺是否只是被流入大量資訊的不可預測性所觸發，基本上是對資訊本身高位元率的反應嗎？

這個構想或許至關重要，是只能由適合的病患來賦予的洞見——而這位病患正好處於艾努爾的對極，但仍能言善道，可以向我們訴說他的故事。

◇ ◇ ◇

「好不公平。」艾努爾繼續說。「我們是善良的民族。我們不只對家人親密，對客人也很重視。有客人來家裡，我們會請他們坐餐桌主位。任何訪客，不管是誰，都能獲得這般尊敬。加州絕對不會有這種事──法國也沒有。看到你們的待客之道，我覺得好笑。你們好像很怕客人把你們的屋子搶走似的。

「你們真的擔心嗎？這是你們的房子啊。沒有人可以搶走的。如果我們有客人來訪，那天晚上，我們會讓他們坐最好的位子。這會建立穩固的連結。這種姿態蘊含強大的力量，不必付出什麼成本就可以創造永久維繫的深刻連結。

「我有時懷疑我們文化的這一部分是否被詮釋為軟弱。但不只是維吾爾，橫跨整個歐亞大陸中部的聚落帶上，所有社群都這麼做──我們叫那裡絲路，我想你們也是這樣稱呼。我想這是我們生存的方式，因為我們可以結合成一種社會文化。而我們在其他許多方面也很強韌，不只是社會連結。我十三歲的時候，曾一個人單挑七個漢族女孩。

「我們在宿舍裡，她們在講話；我知道她們以為我聽不懂。其實我對語言的理解遠超出她們的想像──普通話、法語、英語，我好像都不用幾個禮拜就學會了，全靠聽和看。那些女孩抱怨有人把餐盤留在公共區域，她們覺得是我。然後其中一個人站在浴室鏡子前，一邊梳頭髮，一邊說我家人壞話，說我深愛的、她從沒見過的家人，說我媽聞起來怎樣怎樣。我從上鋪跳下來，抓著那個女孩的頭髮，把她拖出浴室。其他人一擁而上，但很驚訝，就連我也很驚訝，我竟然比她們全部加起來還強。我直到那一刻才知道我的腿如此強健有力。碰到我，她們全都像雨滴一般跌倒，就像一場來得快去得急的暴風雨。那一年我再也沒聽到半個無禮的字眼。

「今天回想起來，我對那些女孩覺得歉疚。是我先動手。當下我只覺得自己得挺身捍衛家人，但現在我長到當時的兩倍年紀了，我知道她們那時只是孩子。也或許我讓事情變得更糟，或許我讓他們對我的文化產生了不好的觀感。漢人也是好民族，我不會因為他們的政府責怪他們。但我現在懷疑，他們的國家是否有路前往新的方向，不再隸屬這種體制。他們能否找到出路，還是已經落入無路可逃的牢籠了？

「我在開始攻讀碩士後更深入研究蚜蟲的生物學，我也學到胡蜂的歷史，那是極其成功的動物，比地球上其他任何『目』的動物繁衍出更多物種。這樣的成就從何而來？你知道螞蟻、蜜蜂、胡蜂、大黃蜂全都是從恐龍時代同一隻胡蜂祖先演化而來的嗎？那時有一種吃植物的小蒼蠅，像鋸蠅，出現了一種奇怪的突變，讓牠的卵更容易透過像螫針一樣的產卵器下到動物體內。而從那一刻起，一個祖先就像輻射一樣造出多種動物，因為能把卵產進任何活體生物內是一項強大的技能，無論是蜘蛛、蚜蟲，還是另一隻胡蜂。

「胡蜂那細到不可思議，宛如髮絲的腰部，就像一個連接身體各部分的小巧連結器，是由偶然的突變形成的[3]。然後物競天擇發揮了作用，促進了胡蜂物種的迅速擴張。這種纖細的腰部讓牠們能夠扭轉身體，精準地定位和引導愈來愈長的產卵器，穿透到樹木深處的甲蟲幼蟲，或大型毛蟲的體腔深處。

「但故事最驚人的結局，也就是這裡的重點，是胡蜂家族的好幾個分支，包括螞蟻、大黃蜂、蜜蜂，全都是群居團體，牠們後來放棄了這種生活方式，徹底放棄了使牠們成為寄生生物的特性，亦即把卵產入其他生物的獨特行為[4]。複雜的身體構造如果在演化中不被需要，就很容易喪失，而一旦失去，就永不復得。生物一旦寄生、演化成極端簡約的身體結構，便很少能逃離演化的陷阱。但這些動物確實以不同的方式逃離了，透過群居，藉由互相依賴，找到另一種生存之道。獻身於這種群居模式，讓放牠們得以擺脫束縛，獲得自由。

「他們仍保有那縮得極小的胡蜂腰，你可以在螞蟻身上看到，這附近見得到的黃蜂顯然也是如此，儘管他們不再需要那麼纖細的腰。胡蜂腰是他們祖先的標誌，但牠們的產卵器已轉化成螫針來保衛家人，而牠們運用強有力的社會結構和連結來照顧幼蟲，不再需要把後代放到其他生物體內去。

「你知道胡蜂是花了五千萬年才學會怎麼過團體生活，甚至家庭群體的嗎？社會行為很難。在那之前，發明胡蜂腰不過就花了一千七百萬年，把產卵器轉變成螫針也只需三千萬年（附帶一提，這也是大多數蜜蜂是雌性的原因：螫針起源於雌性的生殖器，即產卵器，因此只有雌性可能保衛家園）——但即便是在那時，社會的難題依舊沒有解決。

「在演化出用毒液麻痺宿主，並在宿主體內或附近產卵的行為後（不論宿主動物剛好落在哪裡），接下來的五千萬年，牠們逐步發展出各種行為，將癱瘓的宿主運往安全的隱密地點、築巢讓幼蟲發育，並拓展到其他需要更多工作量的食物來源，例如花粉和樹葉，最終才以群體與家庭之姿捍衛巢穴。

「社會行為很稀有，需要同時具備很多條件才起得了作用——首先要延長對幼蟲的照顧，但之後能否成功，仍取決於許多其他條件，而且那些條件必須以某種方式一起符合，就像擁有螫針來保護群居團體的重大投資。而當一切就緒、持續運作，整個世界，完整的世界——就會敞開。」

艾努爾在這裡停住。這對她來說很不尋常。我把原本蹺著的腳放下來，稍微坐直，雙手交疊放在大腿上。

「來到加州以後我做了個很難熬的夢，」她終於開口：「我夢到嬰兒。」她看起來在跟那段回憶奮戰。

我給了她一點時間，不想冒險改變她的敘述方向，哪怕只改變一點點。等待之際（因為我不是昆蟲專家），我想到哺乳動物親密的親子互動，或許這些緊密互動也可作為人類產生群居行為的指引。二〇一八年，研究老鼠養育行為的科學家用光遺傳學來解構這種複雜的互動，找出了支配各個性狀的個別神經元連結，包括橫跨大腦、驅使老鼠急切尋找幼鼠動力的神經投射，以及其他引導具體育幼行為的投射——每一個行動都由不同的神經連結所掌控，就和我們五年前發現焦慮是由多種特徵組合而成的情況一樣[5]。

古老而強烈的親子關係創造了這些神經迴路的基礎，而這些迴路可能又被用於新的社會互動。能夠照顧幼蟲的昆蟲，可能更容易變成願意照顧同巢夥伴的昆蟲——而同樣的概念應該也適用於老鼠或早期靈長類動物。而所有照顧幼子的養育技巧，最初可能就是透過這樣的神經迴路改變而生成（諸如此類的回收利用似乎可解釋一大部分的演化現象）——例如將子嗣的需求嵌入自己的需求和動力結構中，以此創造出一種內在模擬，作為一種運用自我內部過程來迅速推斷他人需求的工具。

但非家庭的群居行為似乎在根本上更為複雜，因為在家庭裡，照顧者和後代的動機通常（多數情況下）穩定而不變。相形之下，真正的非家庭式社會互動最有趣的挑戰在於跟上變幻莫測、每隔幾百毫秒就要改變一次的內部模型，以預測另一個目標不明確的生物行為。而雖然很多哺乳動物都展現出非家庭式的社會群居行為，但這種結構往往是脆弱的，從獅子到狐獴到老鼠，群居哺乳動物距離互相殘殺往往只有片刻之差。

「在夢裡，我是我自己。」艾努爾終於繼續說：「跟你一樣的普通人。我也是個母親，這對我而言很奇怪——真實人生中我只懷過畸胎瘤。但夢裡的嬰兒也不一樣——身形比拇指還小，比較像松果，嬌小而幾乎無毛髮，就像剛出生的袋鼠寶寶，粉紅色的小水滴，前爪的靈敏度只夠他們扯開母親的腹毛爬行，找到乳汁，並存活下來。

「夢裡，所有人類的嬰兒都像那樣，但更無助。假如你是這個世界的人類父母，你當然沒有育兒袋，肚子上也沒有毛，似乎唯一的辦法就是用手把他抱在懷裡。

「那些嬰兒好小，小到看起來都很相似，就像胚胎。但如果你自己有孩子，你會知道，你一定認得出你的孩子——部分也是因為你可能永遠不會把你的嬰兒放下來，你永遠捧著他們，走到哪抱到哪，不管你是沿著湖岸迂迴行進，還是穿過針葉林，都要捧著你那有著人類體溫的小水珠。

「夢裡，我把我的寶寶遺落在森林裡。我不知道他是怎麼溜走，何時溜走的。我試著沿著來時路尋找，但地上都覆蓋著晚秋的枯葉。我發狂般搜遍一簇簇掉落的針葉和樹皮，但毫無希望可言：要找的地方太大，而我的寶寶那麼小。

「我的孩子在某個沒有我的地方無依無靠，挨餓受凍，快要死掉。我在尋找的時候，可以感受到一條細線牽繫著我們——寶寶就是我，是我身體的一部分，跟我分開但需要我，雖然我在外面的世界看不到那條線的終點在哪裡。但在我的體內，那份失去的感覺卻有明確清晰的位置，在我感受得到的空間裡。就在我胸口，乳房後方，在帶動臂膀的深層肌肉中。內在那種失去孩子的感覺，不知怎地被標示在那裡——演化就是會把這種感覺放在那種地方，這就是為了要我去做我該做的事所應有的感覺。那種感覺蹂躪著我，驅使我的手臂去搜尋我長久以來緊緊握了好久的那一塊，我心臟的那一塊。那是個缺口，是個凶殘的裂縫，而那讓我一再挖掘。」

◇◇◇

艾努爾面對複雜性時是自在的，舒坦的，而這不僅表現在社交領域。她看似能夠合成每一條可得的資訊流，各形各色的資訊——她的夢境、她的記憶、她的科學。每一種資訊都互有關聯，也同樣重要，而她不費吹灰之力把一切交織在一起。而在另一端，或許以相關的模式，讓查爾斯覺得不知所措的社交資訊流並不是唯一惹他嫌惡的資訊。一如這條光譜上的很多人，他對更廣大的環境裡不可預測的事件無所適從（例如突如其來的聲響或觸碰，他比其他多數人更覺心煩意亂，甚至到痛苦的地步）。因此，要判斷不同患者在自閉光譜上的位置，或許可歸結為他們處理各式資訊類型的能力——不只是社交資訊。症狀之所以在社交領域最明顯，或許是因為該領域的資訊流動速度特別快。

把所有資訊的流速（而非只是社交資訊）視為挑戰，這種思考方式可能也有助於解釋為何不可預測性會是自閉症的關鍵問題。只有不可預測的資訊才是真正的資訊。要是我們可準確預測一個系統的相關一切運作，那麼這個系統便無法提供「進一步」的資訊了。因此，自閉症的挑戰似乎就是資訊本身的流速。

我在治療查爾斯和艾努爾時並不知道，現在我們也還尚未完全理解，資訊究竟是如何在大腦裡呈現的——至少不如我們破解遺傳資訊（最基本的層次）是如何在DNA內編碼那麼有把握。但我們的確知道神經元中的資訊是透過受刺激細胞裡移動的電訊號，以及在細胞間傳遞的化學訊號來傳送的。許多與自閉症有關的基因都和這些電子及化學興奮性（excitability）的過程息息相關——這些基因編碼的蛋白質負責創造、傳送、引導、接收電訊號或化學訊號[6]。

所以，我所知的遺傳證據起碼和自閉症中訊息處理異常的概念一致。這個概念本身還不夠具體，不足以引導診斷或治療，但其他許多徵兆和指標都指向自閉症中的資訊流異常。根據群體平均數據而言，自閉光譜上的人會展現較高的大腦興奮性，即容易被觸發的電活動——例如癲癇症，一種以發作（seizure）形式表現的失控興奮狀態[7]。而在用腦電波圖（EEG，可記錄人類皮質諸多神經元同步活動的外部電極）測量腦波時，名為「伽瑪波」的高頻率腦電波（每秒振盪三十到八十次）在自閉症患者身上顯現更強的振幅。

依此證據，已經有很多專家推測，自閉症可能有一個統一的主題，即神經元興奮性增強，超出了與之抗衡的抑制作用[8]。這種假設之所以得到明確有力的闡述，也獲得該領域許多專家青睞，部分是因為它的靈活性，因為各種不同機制，從神經化學物質、突觸、細胞、神經迴路，甚至整個大腦結構的改變，都可能促使興奮和抑制之間的平衡產生這樣的變化。例如，因為大腦既有刺激其他神經元並引發活動的興奮細胞，也有關閉其他神經元的抑制細胞，這種假設有一種吸引人的說法是：自閉症狀可能是興奮和抑制細胞失衡、特別偏向興奮細胞所致。

但要如何驗證這種興奮／抑制平衡的假說呢？雖然臨床上已經有不少抑制腦部活動的治療方法，例如治療癲癇和焦慮的藥物，但這些藥物（例如苯二氮平類藥物）卻會調低所有神經元的活動，而不只是興奮細胞。

正如興奮／抑制平衡假說所預測的，一般而言，苯二氮平類藥物對治療自閉症核心症狀往往成效不彰。自閉症顯然不只是腦內活動增強。例如受焦慮所苦的查爾斯曾多年服用我開給他的苯二氮平類藥物，但這種治療一如我所預期，雖消除了他的焦慮，但對他的自閉症狀毫無影響。

隨著光遺傳學問世，長久以來無從驗證的興奮／抑制平衡假說，終於突破阻礙。如果與自閉症（至少在某些形式）有關的失衡涉及興奮及抑制的細胞類型，那光遺傳學可能非常適合檢驗這個構想。我們可以利用「光敏感通道蛋白」這種微生物光動離子通道基因，在特定的大腦區域（例如處理高階認知的前額葉皮質）增強或減弱興奮或抑制細胞的興奮性，並用光纖來傳遞雷射光。

小鼠，一如人類，大多喜歡跟其他小鼠在一起，就算沒有親緣或交配關係。比起獨處，牠們通常會選擇有其他（不具威脅性）小鼠存在的環境。小鼠似乎也會對彼此表現出真正的興趣，進行一回又一回的社交接觸和探索。而當科學家運用基因技術，在小鼠身上模擬那些已知會導致自閉的人類突變時，這些突變也可能破壞小鼠的社交能力。

因此，隨著二〇〇九年光遺傳學成功應用在小鼠身上，顯而易見地，這種技術或許可用來協助解釋哺乳動物的社會行為。確實，到了二〇一一年，我們發現若以光遺傳學提高前額葉皮質裡興奮細胞的活動，會導致成鼠的社交行為出現嚴重缺陷[9]。值得注意的是，這種干預並不會影響某些非社交行為，例如探索一動不動（因此相當可預測）的物體。

這種效應相當明確具體，也與細胞類型平衡假說所預測的方向不謀而合（因此支持了該項假說）。更引人入勝、也符合該假說的另一個發現是：在同一群已被改造的小鼠身上，若以光遺傳學提高抑制細胞的活動、重建細胞平衡，就能矯正社交缺陷。

這項實驗的關鍵在於，我們創造了第一批由紅光驅動的光敏感通道蛋白來彌補已知藍光驅動版本的不足。這項進展讓我們在二〇一一年能夠在同一隻動物體內用藍光調控一類細胞群（興奮型）的活動，再用紅光調整另一類細胞群（抑制型）的活動。這項實驗證明了，提高興奮細胞的活動可能導致健康成年哺乳動物出現社交缺陷，而只要同時提高抑制細胞的活動、重新平衡系統，就可能改善這種效應。

二〇一七年（在我治療查爾斯之後和遇見艾努爾之前的短暫空檔），我們將這項方法應用在非典型小鼠身上——這些小鼠帶有我們在人類自閉症家族發現的基因突變（單一基因Cntnap2發生變異），與無突變的小鼠相較，牠們天生有社交行為缺陷[10]。我們發現，這種與自閉症有關的社交缺陷可透過光遺傳學的干預來矯正，而所謂干預，原理則與我們二〇一一年引發社交缺陷的作法恰好相反[11]。不論是增加前額葉皮質裡抑制細胞的活動，或減少興奮細胞的活動（兩種干預都被預期能將細胞平衡回復成自然水平），都能矯正與自閉症有關的社交行為缺陷。

除了這項原理的驗證（以因果關係測試細胞平衡假說）之外，我們還對這個現象深感好奇：對於這些社交缺陷，不論原因或矯正都可應用於成年期。這絕非顯而易見的結果，當然也有可能出現恰恰相反的情況。相關失衡可能只發生在生命初期某個無法觸及且不可逆轉的階段。若是如此，這個洞見依然珍貴，但治療干預就會變得更加難以設想得多。我們的發現並未排除任何出生前的可能因素，但確實顯示，至少在一些例子上，成年期的干預就足以解釋社交缺陷的因果關係，也足以修正它。

這些結果（藉由調整興奮與抑制細胞的平衡來增強或減弱社會行為）除了闡明了科學發現的內在價值以外，也顯示一種特定的科學過程更廣泛的意義。在這裡，精神醫學已協助引導基本的神經科學實驗，而這些實驗又反過來協助揭示了精神科門診裡，不尋常的人類心智內部可能正在進行的過程——最終走了整整一圈回來，照亮那些情感複雜、知識深刻的臨床時刻，就像艾努爾說故事時那樣的身歷其境。

◇ ◇ ◇

「我知道我們已經逾時一個鐘頭了。」艾努爾說，我這才發現我們剛剛沉默了好一會兒。「很抱歉耽誤你用午餐的時間。謝謝你聽我說話——我只是想解釋。法國醫生希望我在這裡繼續追蹤，但現在我不想自殺了。我曾有過軟弱的時刻，就是那樣而已。

「我不打算把這種事情說得太戲劇化，只是要說：我可能再次變得那麼軟弱。現在我知道，我需要我的家人，沒有他們我活不下去。這些牽繫創造了人類的生活方式，或許讓我們得以倖存，但或許也留下一個弱點。我不是說人人都會有同樣的反應，但我知道，自己從來沒像那三個月感覺那般軟弱，我差點被某件跟吃、住，甚至生殖無關的事情給毀了。我差點沒命，就算我很容易就能找到辦法在西方活下去，有新的朋友，新的伴侶。

「我到現在還是可以。有男人注意我。我也在注意其中一個男人。

「一天晚上，我們約在體育館旁邊的咖啡館聊天。好像有什麼隨時要爆發。要怎麼跟你形容好呢？我想說噴發，但我不知道有沒有這個詞。滿出來？有好多可能性。我當時不是用英文思考，那是六個多月以前的事——但那不重要，我認識的語言都找不到適當的詞語。

「不過，什麼也沒發生。我們只是拿笨重的紫色杯子喝咖啡。而在我走路離開時，我意識到我們的社會連結只是強化了我們本來就內建的一種力量。

「我知道一件事情，是跟我喝咖啡的那名男子不知道的：社會結構是在有毒刺之後才出現。演化生物學家認為，擁有這樣的刺對胡蜂類的群居行為演化至關重要，因為那為這種向來嬌小又脆弱的動物提供了出色的防衛力。我同意——你得先有強大的武器捍衛你的巢穴和幼子，才可能群居。那種力量可避免你傷害別人。需要和別人連結是一種力量，不是弱點。」

◇ ◇ ◇

像艾努爾這種外向者，以及那些社交能力近乎取之不盡用之不竭的天生政治家，會從對話汲取能量，避免獨處——與自閉光譜患者的價值系統完全相反。而一如艾努爾和查爾斯，很多偏愛極高或極低社交強度的人都覺得被迫暴露於另一個極端時很不愉快，就好比夜行性動物被迫待在正午的陽光下。

演化已幫助夜行動物嫌惡日光，因為這種負面感覺會驅動正確的行為發生——從有光源的地方撤退，等待更適合牠們生存所設計的條件，這樣的形勢不僅較不危險，也有更高的報酬。社交與非社交的腦部狀態若出現在不適合的環境，同樣可能受到傷害，或許正因如此，在漫長的演化過程中，不相稱的形勢便與嫌惡和負面感覺緊密相繫。

一如夜行性與晝行性生物各有適應的生存策略，可能也有迥異的大腦模式對應不同的資訊處理速率——每種模式都有其價值，但彼此不一定相容（至少不能同時運作）。處理動態、不可預測系統的模式（如社交互動）或許與我們在其他時候需要的模式不相容，或起碼關係緊張。後面那種狀態或許讓我們得以默默評估一種不變的系統——簡單的工具、程式碼頁面、演算法、日曆、時刻表、證明——任何靜態而可預測的事物，若想了解這類事物，最好的策略是花時間從不同的角度觀看，而且要有信心它們會在你這一次和下一次審視時保持不變。大腦需要針對這兩種不同情境調整狀態，可能需要在不同時刻開啟或關閉這些模式（這些狀態的相對偏好是經過數千年演化而逐漸調整的，各種狀態的強弱和穩定性也有個體差異）。

光遺傳學的興奮／抑制結果後來也在不同的小鼠品系複製，但關鍵問題仍然是：看似與小鼠社交缺陷有因果關係的細胞失衡，是否和查爾斯（或許還有自閉光譜上的其他人）經歷的資訊危機有關聯？光遺傳學協助我們發掘出這種連結可能是如何運作的概念；在我們二〇一一年最早的興奮／抑制論文裡，我們也指出，提高前額葉興奮細胞的興奮性（這是一種會引發社交缺陷的干預）實際上會降低這些細胞本身的訊息傳輸能力，而我們可以用每秒幾位元的單位來精確測量[12]。因此，正是這種改變了的興奮／抑制平衡使社交互動變得混亂，也讓腦細胞在高資訊率之下更難傳輸資料——證明了查爾斯向我們描述的情況：經由視線接觸傳入的資訊會**超過大腦的負荷**。

另一個懸而未決的問題是，令查爾斯和光譜上其他人強烈不愉快的資訊超載，它惹人反感的特性究竟源自哪裡。跟不上社交資訊令這些人感覺不好，但原因並不明確。資訊超載本身完全不必掀起任何情緒波瀾，就算有情緒，也可能可以是正面的——比如說，明白自己跟不上時，也可能感覺自由，享受與世隔絕的安慰與平靜。不過在這裡，我確實了解（部分透過聆聽病人的說法），在生活中面對他人老是期望你擁有比平常更高的社交洞察力時，那種日子會有多難熬。因此，那種反感可能是社會制約的結果，是透過一輩子有輕微壓力的互動、毀滅性的誤解，以及介於兩者之間的一切經驗而習得的。

但有沒有可能，這樣的反感不必學習，而是當訊息本身超過個人承載能力時，天生就惹人嫌惡呢？當然，舉凡從典型的社交型、單純內向者，到自閉光譜上的每一個人，都可能在過久的社交互動後、當社交迴路達到某種程度的精疲力竭時感到厭惡。像我們這樣群居已久的物種而言，發展出內建的嫌惡機制也許具有演化上的意義，能促使我們在系統疲憊、可能開始導致理解或信任上的錯誤時，退出重要的社交互動。

◇◇◇

「還有一件事。」艾努爾在我們一起站起來的時候說——我原以為先起身的人是我，畢竟我必須準備下午一點的門診，但她的反應是如此迅速，使我們簡直像同步進行，以至於我開始不確定到底是誰起的頭。「我知道他們只是希望我跟你做一次評估，所以我們可能不會再見面了——但你在我們談到我的家人時問到，我們的絲是怎麼染出那麼多顏色的，當時我沒有回答。

「這部分真的很有趣。我記得小時候，我最喜歡像檉柳那樣的淡粉紅色，那讓我覺得好像親眼看到繁花盛開的樹。那種顏色看起來好細緻，但絲卻很強韌，就像那種樹一樣。我不知道你有沒有見過。檉柳是如此美好的生命，是一種沙漠杉，常綠樹，但色彩鮮豔。

「順帶一提，胡蜂也會在檉柳樹裡產卵。然後卵的四周會形成一種新的木質，一種贅生物，一種蟲癭：堅果和根部纏在一起的球體。那有點像畸胎瘤，但不會傷害檉柳。樹沒有必要對抗它。

後來有天我讀到，檉柳在這裡成了外來入侵種。你們叫它鹽杉（salt cedar）——我喜歡那個名字。有人說它最早是純粹為了裝飾而從亞洲引進這裡，現在它卻占據美國西部很多地區。這種樹能在鹽裡生長茁壯，還會讓土壤產生鹽分，賦予了它自己凌駕柳樹和棉白楊的優勢[13]。

「這裡某些地區，有人拜託登山客一旦看到鹽杉的幼苗就要把它們連根拔起，以保護原生的動植物。鳥類正逐漸失去牠們過去棲息的樹，但鴿子在檉柳築巢似乎沒什麼問題，蜂鳥也是。其他地區的人們則放棄了抵抗，放任檉柳生長。所以在西部沙漠某些區域，檉柳的顏色像洪水般湧現。我看過照片——你真的該看看。要是我能給你看就好了。

「不管怎樣，我們處理絲的方式——我只能告訴你我媽教我的傳統作法，我們的方式是用手工慢慢做，我不知道大規模生產時是怎麼做的。我們先挑揀蠶繭，有玷汙或奇形怪狀的蠶繭得先用沸水煮過。在沸水裡，它們都會變成同一個樣子。

「然後我們會拿柴枝攪動，把絲線分開，再把絲線纏繞成股，我們需要數十條線才能絞成強韌的一股。至於染色，我們會將捆好的每一股分別浸入不同的顏料中，一次染一股。我記得染色過程非常慢，尤其是要染成細緻的粉色和紫色，就像檉柳樹那樣淡雅又明亮的色彩。」

◇◇◇

全人類互動中似乎有愈來愈高的比重欠缺自然社交資訊那種鮮活的多樣性。透過抑制豐富的社交多重面向，我們解除了心智上的負擔（雖然一旦卸下這種負擔，我們便可能懷念，甚至渴望它）。我們壓縮電話上的視覺資訊流，或用電子郵件、貼文和訊息來簡化完整的社交資料流；每一種降低「每次互動所需資料量」的方法都賦予一種絕緣效果，並提高被嚮往的個別社交活動率（雖然也會提高誤解的頻率）。

這股以減少每次接觸所需傳輸的資料量來增加社交夥伴及接觸頻率的趨勢，或許已經達到某種實際應用的限度，接近每次互動只有一位元的模式（不管我們喜不喜歡）。即使是這碩果僅存的一位元，也仍可無比強烈、奪取注意力、驅動熱情和好奇——因為那個位元仍被賦予了社會脈絡和我們的想像力，也就是我們大腦皮質裡蓄勢待發的預設模型。某些形式的人際連結，現在只需透過隻字片語、少許符號，甚至開關的二元變化便可達成——消除了社交複雜性和不可預測性所引發的若干壓力。

現在我們也許可以放寬社交能力的分類（因為那些標準已有點過時），不必僅依照典型的高資訊率、面對面的人際社交互動來定義何謂健康，何謂理想。若互動轉移到非即時的低位元情境，例如訊息，自閉症人士（至少是位於光譜高端者）可能看起來會比較善於社交。雖然任何互動形式都有出錯或誤解的風險，但若得到足夠時間的恩典，溝通似乎就能改善。

待傳輸的位元可以在閒暇時準備好，等一切就緒再輕輕一敲發送出去，無須立即回覆。接收者可以在幾分鐘、幾小時、甚至幾天內，將這些位元放進更廣大的脈絡中，從不同角度評估。接收者可以慢慢考慮可能如何回覆，就像下棋那樣推演兩步或二十步——直到準備就緒再敲一、兩下送出：這就是現代後期人類的摩斯密碼。

因此，自閉光譜不必完全被視為「心智理論」（theory of mind）的挑戰——這種構想曾經很受歡迎，且有助於理解自閉症，主張自閉症患者的根本問題在於無法將他人的心智概念化。相反地，位元速率限制的概念（光遺傳學已協助揭示這一點）可能更切合許多患者的經歷，他們有足夠的能力，只是需要時間來運作他們的模型，使其符合本身的承載能力。

精神醫學和廣義的醫學雖然仍是建立在人際溝通的基礎上，但就算社交資訊遠比社會傳統面談所提供的要少得多，還是可以存續下去並運作良好。我第一次了解這件事，是在退伍軍人地區醫院擔任住院醫師時，在那裡承受大夜班無盡的壓力時我發現，精神科需要的人類連結可以先透過薄弱的音訊管道，也就是「電話」這種低維度的投射來建立，只要時間夠久即可。

後來，在二〇二〇年全球新冠病毒疫情期間，我也在那個必要的時機重新發現了這件事。雖然每一次都以某種方式令我驚訝，但身為主治醫師的我一再見證，即使只透過那條孤獨的電話線，精神科急診還是可以透過電話精準進行的。

那間退伍軍人醫院像海市蜃樓般佇立在大學附近的山麓草原上。猶如矛盾的綠洲，這套退伍軍人體系曾是肯．克西（Ken Kesey）《飛越杜鵑窩》（*One Flew Over the Cuckoo's Nest*）的靈感來源，但如今它主要由大學附屬的學術醫師團隊組成，這些醫師是該領域的佼佼者——因此直到今天，這家退伍軍人醫院仍同時喚起精神科在前科學時代那段令人不安的遙遠過往，和神經科學驅動下未來的希望。

退伍軍人醫院的值班精神科醫師被稱為NPOD（neuro-psychiatrist on duty）。NPOD（整間醫院一整晚就一名住院醫師負責）的主要職責是處理急診室的收治、回應住院服務諮詢，和照顧急性病房的精神科住院病人。不過還有個重要的副業：接聽來自院外社區的電話。這間旗艦醫院的「集水區」涵蓋了所有可能從家裡打電話的退伍軍人——特別是深受創傷後壓力症候群（PTSD）所苦的老兵（那是一種常見而致命的疾病，常抗拒藥物治療）。

呼叫NPOD：其他作法統統無效時的祈求。除了其他緊急情況，NPOD還要接聽院方轉接院外老兵打來的電話：來自煩亂、內疚、無助者的探求，他只是要找某個人，任何人，任何可能理解的人聊聊。我發現這些電話常常可能需要一個多小時才能解決。面對面交談需要的時間較少，但這些純靠聽力的對話需要不同的模式——雖然只是透過電話，卻依然敏感而重要，尤其在灰色的自殺陰影正隱約逼近時。

當那種電話打來，時間似乎總是在凌晨三點左右，我可能正狼狽地從病房趕往急診室，有時可能正試著在簡陋的值班室小睡幾分鐘。在我受訓之初，電話打來時要壓抑怒氣真的很難，尤其是因為這種電話往往沒有具體的目標，至少那些沙場老兵通常描述不出什麼具體的需求。病人只是需要講話——所以我學會將自己從有效率的醫生轉變成單純有同理心的夥伴。我逐漸明白，作為病患的老兵和身為NPOD的我，是以不同的方式打一場新的戰爭，各自都在嘗試別將先前個人的創傷情緒帶到當下，別將出自某個情境的假設和責難帶到另一個情境。

我通常在值班室接聽這些呼叫，蜷縮在又硬又窄的塑膠床墊上好幾個小時，身上仍穿著刷手服，準備隨時去急性病房處理胸痛或需要約束的病人緊急召喚。我蓋著薄薄的醫院毯子來抵擋凌晨刺骨的絕望，話機則不舒服地夾在臉頰和肩膀之間。這種安排似乎並不利於建立深刻連結，但不知怎地，每一通電話講到最後，病人和我通常都能以某種平靜繼續前進——前往下一次互動、下一次挑戰，甚至前往零碎的淺眠。這是在從電話線延伸出真實的社交互動後，從另一個人類身上得到的溫暖禮物。

在我於退伍軍人醫院服務多年後，新冠病毒席捲地球，迫使這個故事以新的方式重述。隨著從市中心到鄉間的人口為了遏止傳染而刻意分散，許多人際互動被迫遠距進行，或甚至乾脆犧牲。因此，傳統精神醫學的文化一開始看來搖搖欲墜。史上第一次，視訊和電話問診（在危機期間因迫切需要而用來代替門診）廣獲認可和安排；這種虛擬精神科互動其實早就可能成為常態，只是因為一個無可否認的瑕疵而遭到既有臨床門診結構的抗拒，因為它欠缺面對面交流的完整資訊流。

透過網路進行視訊問診，比較年輕的病人很快就輕鬆自若，覺得這種互動跟其他互動一樣自然（甚至更討喜），但我一些比較年長的病患卻對這個主意感到不自在，寧可用電話。在一次純聲音問診中（對方是現年八十多歲，我已認識多年的史帝文斯先生），我驚訝地發現，那種對言語的關注和感覺的強度再次在我心裡活躍起來。我完全聚精會神，把注意力放在我們講的話：那純聽覺的資訊流，一條細細的，隨時間變化的聲音曲線，正是這種聲音在我住院醫師實習期間，一再引導我提供精神科照護。

史蒂文斯先生在四個禮拜前憂鬱症復發（在新冠肺炎疫情於加州爆發之前），那時我已經提高他其中一種藥物的劑量。現在，當我在電話開頭與他寒暄（即使在討論他的症狀之前，也先特地花點時間做，心裡明白要是他有自殺的風險，我根本無法及時跟他面對面），我發現自己再次採用那種熟悉的、攸關生死的專注，聚焦於他的音色、音調、停頓、節奏（我在退伍軍人醫院從老兵身上學到的技巧），而我已經知道我需要知道的，關於他精神狀況的一切。在迂迴地請他確切描述症狀和感覺之際，我發現我們只能證實和量化我已經清楚的事：他的憂鬱改善了約二〇％。

我們之中最擅長社交的人總是能做到這件事——那些能力勝過我的人，不需訓練、不耗心力，就能馬上以正確的角度看穿排山倒海而來的社交資訊，毫釐不差地捕捉當下的意義。但仔細思忖，我們的每一部分都包含我們的整體。就算幾乎沒有承載能力，連結仍會到來，只是需要時間。

◇ ◇ ◇

「我覺得我還想告訴你更多事情。」當我們站在我的診間門前時，艾努爾這麼說。走廊悄然無聲，地毯灰濛濛的。「如果能再跟你聊聊一定很棒，但我想我們不會再見面了。我很抱歉。我知道沒時間了，但還有一件事：我該讓你知道我有個決定性的時刻，就是我離開歐洲的那天早晨。我沒有在看男人，而是看著一個女孩。

「當時是早上六點，我從閣樓的小窗子凝視外面，喝最後一口茶，準備動身前往機場，花一點時間停下來沉思——像是講點話來對巴黎致意。其實沒有什麼特別的城市景觀，只看得到巷子對面的灰色公寓，但我仍覺得這是向巴黎道別，是靜謐的致敬時刻。我學到很多，也改變很多，何況法國醫生可能救了我一命。當我望穿早晨的輕霧，看向對面的公寓，一個十歲或十一歲、戴頭巾的女孩一個人走上狹窄的陽台。

「我見過她和她的家人，不期而遇，偶然瞥見，有點印象。她好像有個妹妹，跟爸媽同住，爸媽會穿傳統服裝，不是典型的法國風格，雖然我不知道他們來自哪個國家。但這天比我以前見到她的時間早得多，而且她獨自一人。她往東邊看，然後很快回頭瞥了漆黑的公寓一眼。她的神情凝重而嚴肅；她不是上陽台欣賞日出的。

「然後她走去陽台邊緣，背對太陽，面向西方。我為她屏住呼吸。好多次，從這扇小窗子往外看的時候，我總想像自己像這樣跳下去。

「她拿出一支手機，躬著身子好一會兒，然後挺起來，把手機舉到面前。那一瞬間她的姿態全變了：她成了電影明星，臉上閃耀著迷人的光采。她只是在自拍。

「然後她回到躬身的姿勢，看著照片。她保持那個姿勢約一分鐘，然後快速看了一眼通往屋裡的拉門，她剛才讓它半開著。一切在她看來沒什麼問題，裡面還是暗的。

「接下來十分鐘我看得入迷，她忽前忽後，在兩種姿勢間變換。她的第二張自拍是另一種高興的樣子，再一張是愚蠢的鴨嘴臉，再一張是舌頭伸出來，雙指比V字橫著擺在下巴底下搖晃。每拍完一張，她都會突然回到冷靜監視的極端狀態。她的專注，她的強烈，令人印象深刻。這似乎是一個千載難逢、偷來的機會——也許她的母親在沖澡，隨時可能出來。她繼續來回變換，像木偶一樣缺乏變化地重複她的轉換。我過去一直把她看成、詮釋成還拿著洋娃娃的小小孩，但此刻，她似乎被別的東西，一種新的動力前後拉扯——被一種非童真的需求所驅使著。

「最後她心滿意足地溜進屋裡，不見蹤影。

「我感到深深的悲傷、愉悅，和嫉妒，全部混雜在一起。英文有形容那種感覺的詞語嗎？我以前也曾感受過，同時有那三種感覺。該有個詞才對。三種基本情緒層面，上上下下、左左右右，全都包進一個緊密但凌亂的小球裡。

「那嫉妒——雖然我們有一樣的信仰、性別、青春……但我們的文化仍如此不同。她仍被祝福、被賜福，可以開啟我永遠無法踏上的旅程。我被深深地束縛在自己的文化中，和我那些受困、此刻備受折磨的同胞緊緊繫在一起。

「我的愉悅來自於我知道這是她旅途的開端，知道她正要從她的家鄉啟程，準備編織屬於她的新文化，走上屬於她的獨立自主之路。

「當然，像這樣的時刻一天必定發生數千次，每天，世界各地都在發生，我的悲傷卻可能來自我，這個完完全全的陌生人，知道了剛剛在陽台上發生的事，她的爸媽卻永遠不會知道。這是個辛酸的隱藏時刻，一個脫離母親掌控的女孩永遠不會分享的時刻。

悲傷，我猜，也來自我的自私——覺得自己在很多方面跟這個女孩有連結，卻又明白我永遠無法深入了解她。我仍覺得脆弱，覺得空虛——因為我的畸胎瘤，因為世間一切。

「我發現了她，但幾乎在同一時刻，我也失去了她。我從不存在於她的世界，過去如此，以後也是如此，最後她只會是我生命裡的一條交叉線，代表某一刻，但這條線很堅韌、耐久，就像在你那條粗糙的絲帶裡。你那條絲帶，山脊與峽谷交錯，那叫羅緞，緯線比經線粗。

「說來奇怪，但她那條絲線的粗度，構成什麼也無法接近的缺口。我碰巧深刻地認識了她，雖然才短短幾分鐘，而現在我覺得若有所失。我不知道該怎麼做，但我或許需要找到回到她身邊的路。」

4 割膚之痛
Broken Skin

她願意感受痛苦，也願意給人痛苦，願意感受愉悅，也願意給人愉悅，她的生活是一種實驗——自從母親的那番話讓她飛奔上樓，自從她重大的責任感在那河岸中間的封閉之地消失不見。第一次的經歷讓她明白世上沒有其他人可以指望。第二次的經歷教她相信連自己也不能指望。她沒有中心，沒有小小的斑點可以圍繞著發展。

——東妮．莫里森，《秀拉》（*Sula*）

十九歲的亨利被人看到赤身裸體在一部縣公車的走道上滾來滾去。當醫務人員趕到，他告訴他們，他正在想像吃人，而且看到好幾個自己的幻影在吃肉並浸在血泊中。但在亨利被警方迅速送到我們的急診部後，他給了我這個被召去評估他的值班精神科醫師一個更容易感同身受的故事，有著更具普世性的主題。他描述了一段逝去的愛，是這段愛將他帶至絕望境地，帶上巴士走道，帶至自殺的種種思緒，並將他帶來給我。

我甚至還沒揣測他的診斷結果（有太多可能性了），只是任我的心智自由運作，聽著亨利描述三個月前他神奇的第一個浪漫瞬間，一邊想像畫面。雪莉穿著她毛皮襯裡的短外套，跪在教會郊遊巴士被劃破的塑膠座椅上，傾身過來親了他——就像一道陽光出乎意料穿透樹頂的枝葉和霧氣。他比較習慣沿海紅杉林的春寒料峭，這股濃濃的溫暖突然穿過窗玻璃覆蓋在他的皮膚上，令他驚訝而著迷。是雪莉的溫暖，那股來自她充滿渴望的朱唇上激動的熱，將她和太陽一起帶進他的身體。她讓他與世上的一切連結起來，也連上他內在的一切。

可是現在，不到三個月後，一切又失去了——而這個盛夏的陽光不知怎地變得凜冽。亨利比了比手勢，示範他是怎麼摀住雙眼——雙手交握、十指相扣，藉此遮住她驅車離開餐廳停車場的畫面。兩天前，她約在那裡跟他分手。當她離開他去找下一個人，他一直避著不看她鮮紅的車尾燈。亨利什麼都沒有了——他與她斷了連結，看來也與任何人都斷了連結。

我認為，亨利遮眼不看她離開的舉動，似乎是一種奇怪的不成熟防衛，比較像學步小兒會做的事，而非成熟男人。他在第八診間重演這段，看著我而非看自己的手，密切注意我的反應。當我看著，他把手稍微抬高，寬鬆運動衫的袖子滑落到他的手肘處，露出一對布滿剃刀新傷的前臂——深紅、粗魯、殘暴的平行四邊形。一場巨大的揭露，看來像有意為之，為的是揭露他的痛苦和空虛。透過他割成條狀的皮膚，如今他荒蕪的核心顯而易見。

在那一刻，一幅畫面在我腦海浮現，標著簡短的診斷用語。他的症狀有千絲萬縷，雖然每一條本身都很神祕，但會產生意義是因為它們在那一刻有了交集：他對別人血腥暴力的念頭、他的自殘、他在縣公車上的脫序行為——甚至包括他遮住雙眼不肯目送雪莉離開的舉動。

那個診斷是**邊緣型人格障礙**，這是精神科目前的標籤，將來可能變成更能反映症狀的病名，例如**情緒失調症候群**，不過無論名稱如何，邊緣型人格障礙描述的仍是一種恆常而普遍的現象，是人類心理的一個根本部分。「邊緣」「人格」「障礙」這三個貌似簡單的詞語為我釐清了亨利的混亂，賦予他令人困惑的複雜性些許意義，尤其解釋了他的心智定位處在真實與虛幻、穩定和不穩定的邊界上。他是在阻擋光的行進路線，好讓光裡的嚴酷事實就此轉向，保護他受創而皮開肉綻的深處，堅持粗魯地掌控一切可能越過皮膚邊界、流入他身體的事物。

雖然每個案例不同，我也從沒見過像亨利這樣結合那麼多症狀的個案，但隨著我提出更多問題，新的細節紛紛吻合這個模式。最後，他再次滔滔不絕地傾訴先前令醫務人員震驚的吃人幻想——他不曾真正傷害他人，但憎恨街上的陌生人，只因他們是人類。他看人的時候會看到他們的內在，而他們的內在就在他的身體裡。

陽光刺人，又冷又烈——為了重現當初雪莉在教會巴士上親吻他的感覺，亨利在縣公車上把衣服脫個精光，彷彿在試圖尋找與那天陽光照在皮膚上的相同感受。他看到四處都是血、他游泳、潛入、溺水。這足以讓警方依五一五〇條款*把他送到最近的急診室，送來給我。

有些依五一五〇條款來此的人希望不要住院，有些人則希望得到入院許可。我的角色是落實醫院的界線，找出誰需要幫助才能活下去。身為住院精神科醫師，我非做不可的決定是二選一：當晚就讓亨利離開，或依據法律強制他住進我們的急性病房——最多三天，期間無權離去，成為一名非自願的病人。

當心裡有了診斷，便是思考撰寫病歷、完成評估、選定計畫的時候——而那意味著要從他的第一句話開始。我低頭看著我的紀錄，回到走入亨利生命的那個時刻。

◇◇◇

* 五一五〇是加州《福利與機構法》的編號，允許在特定情況下對出現精神健康問題的人進行七十二小時的強制拘留，通常涉及自傷、傷人，以及無活打理飲食、穿著、家務。編注

在最近一次科技榮景的資金湧入這個地區，促成急診部現代化之前，小小的第八診室已在這座山谷服務二十餘年，作為接收急性精神病患的主要入口。許多設計並創造我們這個緊密連結的「矽谷世界」的人，都曾一度或不只一度進入這個廁所般大的孤立房間。這座山谷是他們的家，這裡是他們的醫院，而無窗的第八診室就是急性精神醫療的入口——因此也是某一種窗，能看入矽谷最為人性，最為脆弱的心靈。第八診室很重要；對一個家來說，能從窗子看到什麼很重要。

但第八診室又暗又窄，只夠容納一張病人的推床。門外，有一名和藹可親、穿著西裝外套的警衛駐守。門內，唯一的一張椅子是給精神科醫師坐的，盡可能緊挨門口。急診環境不可預測，而急診精神科醫師（一如其他急症醫療專業人員）都被教導要自己確認逃生路線，且盡可能讓自己的位置接近逃生出口，以便在互動出差錯時能夠迅速離開。

我第一次與亨利接觸時，規劃逃生路線似乎很重要。亨利戴著棒球帽、穿牛仔褲，比我高又比我重，雖然不像運動員，但肌肉發達。而他一看到我時，臉上似乎因嫌惡而扭曲。我試著保持面無表情，但覺得肚子打結、愈繃愈緊。我留了一條門縫，而當我自我介紹、坐下來，問他是什麼把他帶來這裡時，熟悉的急診刺耳噪音傳進耳朵，成了他第一段獨白的伴奏，而遵照我的醫療訓練規定，那必須構成我病歷中記錄的第一行。

不管在急診室或內科部，一開始精神科醫師都要當全身的醫師，診斷所有器官系統的疾病、治療從胰臟炎、心臟病到惡性腫瘤等病症，最後才專攻腦部。在獲授醫學博士學位後長達一年的全科實習期間，醫療流程會逐漸統合，包括如何完全按照主治醫師（負責病例的資深醫師）期望的順序，有條不紊地傳遞與病患相關的所有資訊。這套標準流程通常從年齡、性別、主訴（指病人以他自己的話來表達那天為何要急診）這三位一體開始。「七十八歲、女性、主訴咳嗽惡化兩週」這句話要列在其他事情之前，列在病史、身體檢查、實驗室檢查結果之前。這種流程在醫學上是有道理的，能以一種有助益的方式把焦點集中在當下的問題——特別是針對身患多種慢性病的病人，因為那些慢性病有可能合起來分散注意力。

但醫療常規並不總是能輕易轉換為精神科的現實，尤其是在實習後接著的那一年專科訓練。羽翼初豐的住院醫師現在進入重新適應、重新學習的階段，往往要花一些時間才能將這種醫療節奏帶入新的領域，因為當你問精神科病人問題，他們的第一句話可能並不適合寫進醫療紀錄的第一行：二十二歲、男性、主訴：「我體內可以感受到你的能量。」；六十二歲、女性、主訴：「我需要贊安諾才能在治療時哭泣。」；四十四歲、男、主訴：「這些混蛋想控制我。現在我死了你就沒辦法跟著我了，對吧。去你的。」我們照寫不誤。

我以我慣用的開場白引出亨利的主訴，問他是什麼把他帶到急診室來的——然後盡職地記錄了他的反應，這是我記錄的第一行：

十九歲、男性、被警察帶來，主訴：「我爸說：『如果你要自殺，別在家裡，你媽會怪我。』」

我記得當時有好多問題想問，但亨利沒有停頓——他只是滔滔不絕，像打開了閘門。他的話語流暢快速、條理分明，事後回想，一切都符合邊緣型人格障礙的診斷。他暗示，關係破裂是他絕望到想自殺的根本原因，那段逝去的無瑕愛情——不過幾個月前才在教會郊遊時一吻定情，兩天前在聖羅莎的某家餐館以分手告終。接著他便開始敘述過去兩天簡短而備受折磨的漫長經歷：學會偷偷拿刀割自己、去他父親家裡展示傷痕，並在他父親說了那句驚人的聲明後奪門而出，奔上街頭，瘋狂地尋找一輛巴士，想在狂亂中感受他跟雪莉初次在一起的感覺。敘述過程中，亨利還納入他爸媽在他三歲時離婚的故事，附帶回憶了自己當時如何爬到母親大腿上哭訴著不想要那個新爹地，但她卻一臉木然、對兒子的眼淚不以為意。他描述了後續分居的紛亂，兩個曾經最相愛的人一夕之間成了最痛恨彼此的人。所有人類的價值，無論正面或負面，是如何地無法解釋，又無可避免地反轉。他是怎麼學會在兩間可能永遠不會互動的屋子裡和兩個分離的世界一起生活，怎麼不對一方提起另一方，怎麼不得不創造和維持兩種各不相同且互不相容的現實，以此生存下去。

最後，在他陷入沉默之前，他把他曾向醫務人員和急診室人員描述的畫面託付給我──血腥和吃人的畫面，以及他對其他人的反感。不僅僅是想與人保持距離，而是對整個人類的厭憎。

假如我還是醫學生，我可能會把他誤診為思覺失調或精神病性憂鬱症──總之就是脫離現實。但亨利頭腦清楚、思考有條不紊，他並未完全脫離現實。只有邊緣型人格障礙患者才能在現實和扭曲之間來回穿梭，以雙重身分說著兩種語言──不完全是妄想，而是用一種替代的框架來幫助自己應對充滿敵意、不可預測的現實。

有時，在邊緣型人格障礙病患心中，自我和自我以外的事物可能尚未被充分定義──未被視為擁有固定特性和價值的實體。世上不同情境的相對價值，以及不同程度的人際互動，似乎無法順暢比較，導致反應缺乏細緻的差異，例如一直對不可能的事情抱持災難性的想法，或對人際關係中自然的施與受互動產生極端反應。就好像他們仍處於發展某種價值交換機制的初期階段，尚無法公平比較不同類別的人性價值，以審慎的方式來引導自己的感覺和行動。

但這種極端且看似毫無根據的反應模式（也可能在其他病症裡顯現，偶爾也會出現在任何人身上）似乎也建構出一種實用策略，來應對許多邊緣型病患所經歷的童年早期創傷，反映了他們的現實，亦即：在這世上並沒有合理的單一或一貫價值體系。人格發展的其他層面也可能看似凍結在早期狀態，例如成年後還在用毯子或填充動物玩偶等過渡性物品——那些原本是給孩子慰藉的：當孩子抱緊那些物品，對一個環境的安全感就能轉移到不安穩的空間。亨利遮住眼睛不看雪莉離開——這是孩子的防衛方式：阻擋難以忍受、無法接受的現實，而非處理。上述行為都可能讓朋友、家人和照顧者惶惶不安，但如果他們願意深思且擁有經驗，也可能喚起同情。

許多邊緣型人格障礙患者（以及那些算不上病患，但仍帶有其中一些症狀的人）都會設法隱瞞這種脆弱，用突然的情緒波動來掩蓋痛苦的空虛。有些人也守著一種祕密的詛咒，而這同時是無聲的解放：故意劃開自己的皮膚，出於自主意志而割傷手、腳、腹部。這些傷口通常不必攤給人看——除非在有用的時候。亨利在此看似故意展露他割傷的皮膚，是為了滿足什麼需要呢？他揭露傷口是因為知道此舉會在這個系統，在我的系統、我的身上，觸發什麼反應嗎？邊緣型人格障礙病患可能看似是誘發情緒、引發壓倒性負面或正面感覺的大師——這些情感的強度接近他們自身所感受的，但存在於他人之中。這種技巧可能帶來他所嚮往的結果，某種報酬，包括住院（有時這可能是他的根本目的，尤其是沒有自殺意圖時）。

我愈去思索亨利舉起手臂的時機（當時他一邊顯然在注意我有何反應），那一刻就愈發顯得意在操縱，奪權。我認為他其實沒有什麼自殺風險（我原本這麼想，但後來反倒被那姿態展示性的本質動搖），沒有真的對血產生幻覺，也不是真的想吃人。他也沒有明顯的犯罪或反社會傾向。就我看到的病史所顯示的，亨利從來沒有傷害過任何身邊的人，連動物也沒有。而既然他未曾真的企圖自殺，我便安慰自己說，亨利或許並不想死，起碼現在還不想。雖然他的痛苦是真的，展現自殘之舉卻是另一回事，是一種發狂似的嘗試，試圖穿梭真實與虛幻的邊界來尋求照顧和人際連結，伸展出自己的皮膚去侵入別人的皮膚，潛進去，發狂般緊緊抓住那條可能隨時變冷的、人際互動的溫暖毯子，尋求永不復得的深刻連結。肌膚相貼。畢竟他的母親一臉木然，面無表情。

我有迫切的臨床問題要處理——照會諮商服務的活躍分子、從他院轉入的病患、急性病房裡一起正在醞釀的消化道出血事件。我的能力並非無限。亨利也許也在懷疑這一點，因此有策略地講述他的故事，他知道如果自己做得對，那天晚上我就不可能輕易把他送出去，讓他孤單一人走上冰冷的帕羅奧圖沖積平原。他只是想從我這裡得到什麼彌足珍貴之物：我——我的時間和心力。

一意識到這點，我頓覺一陣刺痛沿著背脊往上竄，這正是那種個人界線被侵犯時，我們在皮膚裡會感覺到的防衛性憤怒。儘管我知道他的痛苦是真的，但我的同情也只限於臨床和理智的層面。這會兒，一種深刻而源自祖先的共同本能在我體內升起，完全不甩我的同情。汗毛豎起，從我的後頸直直延伸到頭皮，這是哺乳動物源遠流長、狂野而特有的體驗，一種界定我們的皮膚、邊界和自我的感覺。

◇◇◇

每一種情緒都有其生理特性，好比陷入愛河會有胸口冒泡的感覺。領土被侵犯的憤怒則是在我們的身體邊界——皮膚上感覺到的。在我們的祖先身上，這種感覺可能促成一種防衛姿態，顯露豎起的毛髮來增大外形體積。但現在，對於我們這樣幾乎光溜溜的人類來說，這種感覺只在內心發揮作用，是一種只有本人能感受、別人見不到的遺產，讓我們在自己的內心使用。亨利就是喚起了我的這種感覺，他伸進我的體內，引出我們的祖先一億年前曾有的同一種感覺，毛髮豎起的感覺。沿頸而上的皮膚器官擠壓著支撐毛髮的毛孔，毛髮站直了，身體脹大了，對外界展現的外形擴張了——我就是這樣。我變大了，你最好明白。我更重要了。更有存在感了。

那種感覺無可名狀、普遍而帶著強制性，是一種正面與負面交纏的內在狀態，一種夾雜喜悅與憤怒的微妙刺痛。我的感知提升了，擴張了，我的視野隨之成長，我也覺得自己整個人在冉冉飛升——跟著汗毛直豎一起急遽高漲。我大膽起來：現在的我尋求危險——風險就是一切；在此時此刻，我可以面對後果，無論它們將我帶往何處。

邊界就是感覺，感覺就是邊界。而後我脖頸和背上的汗毛慢慢伏低；我有醫師執照；我是穿著白袍的專業人員，活在一個有界限的文明星球上。浪漲到最高點就退了。那股感覺，還有它最初的支配力，消退了。

我以前在面對邊緣型患者時也有過這種感覺，但亨利也許並不知道他掀起什麼樣的波瀾。嬰兒也會刺激父母的強烈情感，不用教就會。亨利年輕、未受教化，有嬰兒的邊界。他是來自破碎家庭的一種哺乳動物，人類——他生活的洞穴在三歲時毀損，就此變成邊界。他在時間裡凍結，有孩子般天真的防衛機制，卻也有工具準備隨時侵犯我的界線，越過我的邊界，深入我皮膚底下的內心汲取我的資源，一路直抵我最深、最古老的內在狀態。

皮膚既是邊界，也是哨兵。皮膚是由胚胎裡的外胚層形成，外胚層是我們最初的邊界，細胞的表層，創造出自我與非自我之間最基本的界線[1]。我們的感覺系統就是由外胚層建造的，是矗立在自我與世界邊界上的瞭望台，皮膚內嵌的器官能偵測接觸、震動、溫度、壓力和疼痛。而儘管大腦本身如今位於體內，但也是外胚層形成的，因此這層結構最終設定了個人的所有界線，生理如此，心理亦然。

毛髮和毛皮也是由皮膚所形成，一開始出現的可能是「感覺毛」（whisker）——我們最古老的穴居祖先靠這些口鼻部纖維來感知觸覺。他們躲避住在地表的恐龍，藏身於洞穴四千萬年，直到一場隕石撞擊打亂了一切，在六千五百萬年前大多數其他生命紛紛滅絕之際，將哺乳動物送到逐漸空蕩的地表上[2]。這些最早的毛髮能在黑暗中感覺洞穴的形狀，頭部能通行的空間大小，也就是說，能評估自己能否進入取暖或逃生，是為了估量大地與自己有多親密而設計的。

當感覺毛為了在通過漆黑洞穴時導航，進而演化得愈來愈厚、愈來愈密、有更豐富的感覺，我們偶然遇見了一種建立邊界的新方式。毛髮的保暖功能被發現了，接著由物競天擇發揮盲目的力量，移植到全身上下。有些穴居哺乳動物天生就有較濃密的感覺毛，牠們也保有較多維持生命的能量，更能控管他們代價高昂的溫血生活方式，不在寒夜快速燃燒，因此能熬過陽光被遮蔽的驟寒，存活下來。

經過數百萬年，這些預先設計的感覺皮膚器官遍布全身，還被發現另外的功用[3]。頸部和背部的毛髮可以在面臨威脅時豎起，像響尾蛇那般警告。我們最早的皮膚器官就像邊界的哨兵，如今也會對侵犯起反應：把侵犯視為外面世界的概念，視為被逾越的領土、新的拓樸結構學。而雖然豎起的毛髮是意在嚇阻的外在信號，但在我們這種能描述內在感覺的哺乳動物出現時，這種肉眼可見的標誌又伴隨著另一樣藏在體內的東西。內部感覺是這種狀態的一部分，成了對自我更有用的信號。毛髮僅僅是一種遠離大腦的周圍皮膚器官，而它現在針對個人的領土完整性提出報告，可能是心理的，或也可能是肉體的，向世界，也回頭向我們發出侵略的信號。

我們（身為人類）最終再次失去了大部分的體毛，但那種感覺本身，那股威脅與成長的微妙衝擊依然存在。那或許是第一個獨特的哺乳動物內在狀態，真正的原始，很久很久以前誕生於漆黑洞穴的意識。

我們用皮膚來感覺和界定自我的邊界，那是界線、哨兵、顏料、信號。皮膚是我們易受攻擊、流失熱量的地方；也是我們必須有所接觸才能生存和繁殖的地方。皮膚扮演許多角色，因此具備自己的多樣性與矛盾。在柔軟的腹側，從喉嚨沿中線到腹部，再到骨盆腔（人類的正面，衍生自四隻腳的爬蟲類或早期哺乳類面對地上的那一面），血流向表面，好用來發紅發脹，來伸手，來執行功能，來與人結合。但我們汗毛豎起、刺痛、盛怒、邊界被侵犯的感覺，卻是在背側，沿著背部（人體較私密、較不容易看見的部分，違反常理地背對著我們迎面對抗的個體）感受和表現。不過，回顧我們站立起來之前的演化史，背部可是比較容易看見的上側，就像貓和狼的頸毛和背部，毛髮可以豎起來幫我們擴大存在感。

每當發現自己「怒髮衝冠」——一種對於喪失領土完整性的回應，有些精神科醫師會利用這種感覺來協助診斷像邊緣型這樣的人格障礙。這種很少列入正式技巧的臨床祕訣如果算不上科學，那就是精神醫學的藝術了——聆聽自己的聲音，注意被病患誘發的負面情緒，意識到這些情緒很可能是病患生命中其他人的共同反應，再將這份見解應用於治療。因此，令人驚訝的是，一抹演化殘跡也成了一種診斷工具（當然帶有各種你想像得到的預警，包括誤診），所以明智的醫生只會專注於這樣的事實上：病患很可能也在他人身上引發那種防衛性的感覺，那可能是生活艱難的源頭，因此可作為有益治療的主題。

這種移情也會在正面的情緒中發揮作用。不論好壞，病人或精神科醫生都可能適合擔綱對方過去的生命中由他人創造和率先扮演的角色[4]。不論出於偶然或渴望，我們有時會發現那個角色彷彿是為自己量身打造，而如果角色是正面的，治療的關聯性便可能強化——只要這種移情有被識別出來、受到密切監控，且被禁止藉此扭曲治療過程。事實上，我幾乎不可避免地回想起來，接近治療尾聲時，亨利有句說溜了嘴的話，幫我與他建立了連結——應該是不經意說出口，但也可能是天衣無縫的騙局。那時我已經開始慢慢結束問診，更加肯定他那一晚沒什麼自殘的風險，但仍不確定要讓他住院或出院，就在這時，他說，我只是希望我爸媽復合。

那裡，就在那裡，就在各種把戲和誤導之間，起碼那句話是真的。那就是最重要的一件事。連結破損邊緣、修復破碎自我的潛在希望。身為單親父親，我好像聽到我兒子說話的聲音——並再次持續好一陣子地感受到這件事：我們的家庭在他兩歲時破裂。

在我意識到這是移情，並提醒自己我能做的不多（了解得更少），之後，我依據五一五〇條款將亨利收治，完成文書作業，打電話給住院部門，帶他進去，給他溫暖。

◇　◇　◇

邊緣型人格障礙通常對藥物毫無反應，是一種令人費解的症狀混合體，有各種可能看似互不相干的症狀：害怕被遺棄到發狂、劇烈情緒波動、擺脫不掉的空虛感、怪異的公開表現、病態的幻覺。自殺在邊緣型比在其他精神疾病中都更為常見，而並非意在自殺的自殘（如故意拿刀割皮膚）可能效用強大且具有獎勵性，甚至令患者趨之若鶩[5]。割膚是幾乎沒有人敢妄言完全了解的行為，但卻很常見——可見這反映了關於我們，關於人類的某些東西。

邊緣型人格障礙不同於其他精神疾病——例如思覺失調症，其詭異的症狀會脫離現實、推開他人、孤立患者。邊緣型人格障礙的症狀往往可能會吸引他人、與他人緊密糾纏、將他人捲入其中，至少在一段時間內是如此。像亨利那樣的自殘行為確實會以這種方式糾纏別人，但看似也能滿足病患內心的某些目的。有一種痛楚已經存在，是另一種痛楚，而自殘或許能對抗那種更深、更刻骨的痛。

我們知道很多這樣的人背負了不公平的重擔：在年輕時身心受創，有時創傷甚至來自於他們自己的照顧者[6]。在亨利位於冷冽的紅杉林深處那小小的家與巢穴裡，唯一的溫暖來源不僅被瓦解，還被反轉——價值被顛倒了。而不論他的爸媽究竟發生了什麼事，亨利的看法和詮釋都很明確：他從很小的時候就備受折磨。但照顧和痛苦加起來仍然等於生存，在適應敵意環伺、令人困惑的世界時，這是一道非常實用的算式。如果我們信任的人，必須信任的人，變得不可預測或有害；如果邊界被逾越；如果價值從根本遭到反轉，那我們就需要一種奇怪的新邏輯才能活下去。生存需要和照顧者保持聯繫，而如果那也帶來溫暖，就不是什麼都真的需要合理性。斷裂的世界秩序會造成斷裂的情感生命，什麼都不穩定，卻又必須穩定，而人際連結在此成了一種辯證：既迫切需要，又極力避免。這樣看來，在自己和他人身上建立替代現實的能力，開始變得有些意義。

這些形形色色的症狀之間確實有關聯，而且可以被流行病學家量化。對邊緣型病患而言，依賴期（生命初期不惜一切代價需要溫暖和照顧的時候）的創傷，諭示了日後做出意不在自殺的自殘[7]。而人類的依賴期很長。我們有龐大又複雜的腦要打造，有多樣的文明、複雜如通天塔般的人類習俗和認知要內化——而孩童大腦的信任、速度和善於接受的特質能把這些做到最好。我們的大腦到我們二十來歲仍在打造基本結構——電絕緣，亦即讓白質呈現白色、引導腦內電訊號傳遞路徑的髓鞘[8]。身為靈長目，身為人類，我們會盡可能長時間地暴露我們的皮膚（包括真皮和神經，既是邊界也是大腦），以供使用或濫用。

因此，靈長目朝現代人類的演化已帶給我們明顯長得多的童年，依賴和脆弱的時間都大幅延長。如今，童年正被推到極限，已經比我們近代祖先的平均壽命來得更長，進入了生育年齡，甚至超過。而這種現象在醫學實務上表現得尤其明顯。教學醫院的走廊充斥著三五成群仍在實習或進行專科訓練的醫師，穿著白袍，緊密又脆弱地擠成一堆。他們早已成年，但仍試著學習，試著找到真愛，試著別死——他們逐漸灰白的髮絲就如皮膚和自我的外露岩層，更多象徵著脆弱，而非權威。

我們雖然知道我們的脆弱期可能延長的原因，卻還不了解邊緣型人格在細胞或神經迴路層面上的生物學。一如以往，要以科學方式處理這個問題，我們或許可以選擇簡化，將我們挑選的諸多問題縮減成一個可靠的測量結果，單一的可觀察事項。痛苦的獎勵，割膚的獎勵（雖然這並非邊緣型人格獨有）與這種疾病有關，是相當清楚的可測量指標，報告了一種強大而走樣的人類內在狀態。

是什麼讓人拿刀割自己？這個問題已經夠難，但我們還可以再深一層：是什麼驅使任何生物做任何事？在不同的情境中，答案可能是反射、本能、習慣、避免不適或痛苦、攫取一點快感、一些獎勵……但反過來說，我們也可以想像一個所有行為都由痛苦和解除痛苦來引導的世界。我們有時會受到追求正向感覺所驅使，但個體也可能主要把壓制內在不適作為行為動力[9]。

如果某物種或某個體要做的事毫無樂趣，而是僅僅以暫時減輕痛苦作為刺激正確行為的動力，這樣的行為能否足夠強烈地促進生存？只要為了促進生存或繁衍採取適當的作為，內在的痛苦就會減輕——哪怕只有一瞬間。假如我們是設計生物的神，這種策略或許行得通。當一個人的底線是精神上的痛苦，一舉一動都是為了減輕那種痛苦或分散注意力，他會是什麼樣子，有什麼樣的作為？

我們隨時可以延後享樂，但我們無法同樣輕易地忽視痛苦。因此，痛苦說不定是更強大的行為指引作用力。減輕內在痛苦，或分散對痛苦的注意力，或許可單純作為早上起床、和朋友交際，保護孩子的動力——雖然按照我們現在的構造，這樣的癖性可能看起來很古怪。在痛苦中生活、以減輕痛苦為行動目標的人，他們一舉一動的風格、旋律、節奏看來都有偏差、怪異且反覆無常。但這樣的生存方式，至少對一些人來說，可能已經是現實了。這樣的人或許看來和邊緣型人格障礙的患者沒有太大不同——我們的兄弟姊妹，兒子女兒，或許都吃力地背負著負面的內在狀態。

這樣的見解也可能為理解和治療帶來希望，因為內在狀態和價值系統可以改變，甚至可以設計成易於改變的狀態。隨著生物成長，環境變遷，物種適應和演化，給世界各個部分的評價（例如擁有某物或身在某地的價值）也必須隨之調整。這種內在價值就像貨幣一樣，不該固守在某個永恆不變的標準上，因為可能會妨礙成長。相反地，價值必須根據任何有益生存的方式來靈活設定，並需要簡單、迅速、確實地調整。從出生以後，隨著自我和人生的不同面向改變，原本的生存危機（甚至包括威脅性命的掠食者）都可能變成微不足道的煩惱、美麗的目標，或甚至獵物。恐懼與戰慄的衝擊必須消退，必須變成樂趣，最終必須轉化為追逐的快感。

在任何時間尺度上的價值轉變——有時快速如突然頓悟新的洞見，有時則隨著生長和成熟緩慢改變，甚至更為緩慢，隨著世界和物種歷經數千年的共同演化而改變。這種價值變化藉由調整內在的匯率，平衡了痛苦和獎勵這兩種相互競爭的貨幣，讓我們適應不斷變遷的情況。邊緣型人格患者的經驗以及現代神經科學的見解都顯示了，效價（正面或負面經驗、嫌惡或欲望、好或壞的象徵）是設計成可以改變，而且可以立刻改變的。

◇◇◇

現在，神經科學家能夠透過光遺傳學來設定內在匯率，鎖定大腦各處的特定細胞和連結，精確調整動物做幾乎任何事情的可能性。例如，根據鎖定的特定神經迴路，我們可以透過運用光遺傳學寫入神經活動（也就是指定在少數限定的細胞或連結中引發少量動作電位），促使動物變得更加具有或更加沒有攻擊性、防衛性、社交性、性欲、飢餓感、口渴感、睏倦或活力[10]。

當實驗對象的行為瞬間改變，轉為偏好某一種而非另一種，因而看似從一種價值系統轉換到另一種，有時精神科醫師會不由得想到邊緣型人格障礙患者。這些患者可能會對價值的賦予或轉變做出非常迅速而強烈的反應[11]——例如把新認識的人或新的精神科醫師視為該類別的原型來對待，將其視為最知心的朋友，最優秀的醫生。而這種強烈的正向分類表達卻可能在一瞬間就被抹煞或逆轉：一旦認為照顧者有過失，或感覺對方的關注不充分，就會立刻從最好的變成最壞的，甚至負面到無以復加。

這種二元轉換有時歸因於演技高超和操控意圖——但我的看法（跟很多人一樣）是：這些反覆易變的狀態都是真實而壓倒性地被感受到的。極端的反應反映了不是全有就是全無的情感，這類主觀狀態是為了適應不確定的人生經驗而生。受創孩子的生存技能（雖然這不能概括描述所有邊緣型患者）隨著成長而變成一個長期過著負面人生的痛苦成人的扭曲狀態，將一切建構在或許夠強大或夠純粹，足以分散注意力的框架中，以便暫時不去聽見那些響遍內心世界、永不平息的痛苦警報。

這些效應可能是透過一些深層而強大的腦部結構產生。有些迴路和細胞（例如腦幹附近的多巴胺細胞）能將影響廣泛傳播出去，幾乎延伸到大腦的每一個角落——包括近期演化的前額葉區域，這裡是我們進行整合決策和複雜認知之處，以及那些表現出最基本的求生本能、更為古老的區域。這些多巴胺細胞可以輕易為中性事物（甚至是像一間不起眼的房間那麼中性）貼上正面或負面的價值標籤。運用光遺傳學來調低中腦多巴胺神經元的電訊號，比如每當小鼠進入一間中性的房間就提供閃光，會使牠開始避開這個無害的房間，彷彿它成了強烈痛苦的來源[12]。

這項實驗或許是在模仿一種自然過程，因為另一個互相連結的深層腦部結構：韁（這個構造非常古老，老到跟魚類共有，會在絕望、不可遏抑的負面情緒和失望情境中頻繁放電），是透過自然降低中腦多巴胺神經元的活動來發揮作用，就像光遺傳學在實驗裡做的那樣[13]。因此，這個迴路可以在原本沒有的地方強加信號，或效價。

專家已經發現，生命初期的壓力和無助感可能會提高韁的活動，而邊緣型人格障礙患者可能是由於韁—多巴胺神經元的連結，或其他相關神經迴路的作用，而被鎖在持續無法掌控的負面情緒中[14]。情緒的基線被固定在痛苦上，他們或許會很辛苦才學到教訓，了解世界如何運作，而這些教訓可能唯有在年少時才能深深內化。

割膚行為也許就是暴露了邊緣型患者內在狀態的這種負面性質。這個行為或許會將負面性質重新校準，引入新的、劇烈的、新鮮的痛，是可以自己掌控、理解的痛，而非來自童年時那股不可控制又無法解釋的感覺。因此，那一輩子的折磨，至少在這一剎那，被重新常態化，變得微不足道，與自己製造的這股新的痛覺比起來算不了什麼。於是，強烈的負面感覺便可能成了他們迫不及待追求的事物——只要那種負面感覺是有主體性、可掌控、有理由的。

因此，現代神經科學也許已開始揭露亨利和其他像他那樣的人是怎麼在這種狀態中生存。生命早期的創傷將負價傾向的種子播入年少、脆弱的心靈耕地，也將深刻的不穩定性種入了他們對人際連結的評價中。在與我們有共同關鍵的祖先，即魚和鼠的研究結果顯示，脊椎動物大腦中一些特定細胞和迴路的活動，可以多麼有力且即刻地觸發並改變那些不容質疑的價值——因此我們的大腦也很有可能如此。

我們每個人的心智裡都有敘事框架，就像一幅正在完成的畫，隨時準備好解釋自己和他人，藉此說明我們的自我意識，以及我們與當下的關係。我們帶著那樣的描繪到處走，也帶著我們的朋友、家人和其他我們心目中重要人物的敘事，並時不時查詢那些印象。對那些最愛、最珍視邊緣型患者的人而言，要營造這種印象、真正創造並維持一個內在模型來反映他們摯愛之人的敘事和苦難，向來是很難的。但隨著借助現代腦神經科學的力量，現在，這些朋友、家人、照顧者和其他人或許已經可以開始想像，甚至稍微理解這樣的人生了。

生命初期的創傷可能發生在任何動物身上，但我們的孩子或許最為脆弱，因為他們會內化的東西最多。我們在學習方面的演化（和文化）策略向來都是延長童年，而延長童年的副作用就是延長風險。其他動物或許會因為其他不同緣故而生活在負面狀態之中，卻沒有工具、也沒有理由向外界傳達這種內在狀態。但類邊緣型人格障礙的症狀往往更容易隨時將自己攤開，暴露在人類生活複雜的社交網路背景之中——以及當我們獨特的計畫和工具製造能力讓我們發掘出像割膚那樣的行為時。就連亨利，正如我後來了解的那樣，也不是靠自己偶然發現那種獨特的創新方式來應對創傷。

◇ ◇ ◇

亨利兩臂的皮膚表面有很多正迅速癒合、沒有併發症的傷口。就邊緣型人格而言，他的情況算是溫和，仍在探索階段。就連他已知的童年創傷也不算太糟，至少就我所知是如此，至少和我見過的其他情況比起來是如此——爸媽離婚當然難熬，但多的是比那糟糕得多的事。

但亨利確實在受苦。他的家庭破碎，而他分享的每一次經驗，某種程度都被那個根本性的失落所扭曲了，那是一個他無法釋放的負擔，被完整地藏匿起來，從未獲得分擔，折彎了他的內在，並創造正與負、黑與白、現實與幻想之間的矛盾困惑。但最終，唯一重要的辯證便是位於他每一件事物核心的辯證：連結與遺棄，像水與油，不可相溶。

收治他的頭三天裡，我們啟動了審慎的援助程序——有固定的節奏和持續時間，跟任何五一五〇病例一樣。我們給新來的留院者溫暖，讓他有人可以交談，就像介紹一頭幼獅給獅群認識。我們先給病患一張床，接著讓照顧團隊成員探視他，有穩定不變的儀式。接下來幾天，病患都會得到如此溫柔而堅定的關注——來自護理佐理員、護理師、醫學生、住院醫師、物理和職能治療師、臨床心理師、醫學顧問團隊、社工、主治醫師——還有其他病患，所有被聚集在一起、因不同理由來此的陌生人。這樣的一群人，比起任何本能或直覺所能準備的都更複雜和有挑戰性。

病患在急性病房裡通常只待幾天，這段時間似乎不足以讓細胞或神經迴路徹底改變，也不足以進行顯著的治療驅力的行為修正。但每天早上，急性病房的臨床團隊都必須做出攸關生死的判斷。當我們評估依五一五〇留置的病患時，真正康復和只是表面改變（recanting）*的病患並不容易區分。我們做這些判斷的依據只有人際互動、言談，加上公開發布的數據和累積的個人臨床經驗。這是不夠的。話雖如此，置身險境的我們還是得評估風險，因為別無他法，沒有人知道的比我們更多。我們每天都必須決定要繼續收治，或是放患者離開。

更令人不安的是，還有期限在壓迫我們。到了第三天早上，留置期屆滿，就算危機尚未解除，病患也會自動被放回社會中——除非我們採取額外的步驟。為什麼期限是三

* 這種情況通常包括病患撤回或否認先前的症狀描述或行為、假裝自己已經康復，或試圖掩飾病情。編注

天？靈數學（numerology）似乎是唯一相關的考量，因為三天期限似乎並未反映出任何特定的醫療或精神科程序。三天，令人信服，且帶有聖經典故，舊約新約都有：**三天三夜在野獸肚裡，三天三夜在地心**。

如果患者持續有自殺傾向，根據加州法令五二五〇條款，可以申請再延長留置照顧兩週。但隨後，真正的判決就會下來——而且是某個不具醫療專業背景，但有權進入精神科醫師領地的外部人員。他就是聽證官（hearing officer），這位法官會抵達住院單位，還帶著一名跟班，「病人倡議者」——扮演推動患者出院的角色。醫師（如果仍覺得出院有安全上的疑慮）可以提出主張持續照護的懇切論據，爭取繼續留置——只是現在，這會遭到反對。這是令人不自在的雞同鴨講：醫生跟名為病人倡議者的人士爭執不下，而醫生的天職和自我認同建立在協助病患安全無虞地痊癒。儘管如此，醫生和病人倡議者必須決一勝負，表面文明，優雅，但雙方的頸毛已悄然豎起，脖子發癢。

當同物種的動物發生衝突，源於古老神經迴路的自然機制可能會啟動，從而將損害減至最低。象徵體型大小的儀式（例如河馬和蜥蜴目測彼此張開嘴巴的大小）通常能讓較小的對手安全逃離，雙方皆得以保留精力。這種避免衝突的機制會在並不是生死攸關的情境下發揮效用，例如諸多交配的衝突就是如此，當還有類似機會存在，或許未來可能會出現時；但如果機會稀少，衝突要降溫就比較難了。在急性病房的聽證會上，這樣的儀式沒有降溫的可能性，而賭注關乎生存——是名副其實的攸關生死，但不是爭論雙方的生死。命運受制於爭論結果的那個人，病患，在另一個房間等待，既無法露面，也沒有發言權。

在此之前，我幾乎每一場聽證會都獲勝，而我期待亨利這場也是如此。但不出幾分鐘，聽證官就做出判決，如上帝一般決絕：我輸了。官方裁定是放走亨利：自由，伴著危險。

因為判決於我個人沒有利害關係，照理說，我該覺得放手很容易。但我卻覺得這樣的結果難以接受，發現那名個案和那場聽證會在自己的腦海中一再重演。客觀上，我可以理解聽證官的決定。雖然我擔心亨利不肯簽署安全協定——他不肯保證不會自殺，但不可否認的是，到目前為止，他的自殘並無致命之虞。這個事實對聽證官已經足夠，或許，對我也應該足夠。

我也該為這個判決如此珍視個人的自主權而感到高興，因為我同樣珍視自由。我了解，相關人士的每一方都了解，要是亨利暗中計畫自殺，現在就可進行，但在這個個案中，權衡兩種迥異的基本價值之後，個人自由被認為遠比那個小小風險更加重要。這個弦外之音是每一場類似聽證會的核心衝突——病人自由與病人安全。因此事實上，雙方都是病人的倡議者。倡議自主或倡議安全，沒有比這更古老或更深刻的衝突，也沒有哪一種衝突比這更接近邊緣型患者搏動的核心。

我與這個裁決搏鬥，但我了解我內心天人交戰的一個緣由，我沒有對我的移情視而不見。我自己生命中有明顯的類似事件——至少在早年的家庭崩解方面這是如此。而我也不由得想到在我治療亨利時才五歲的兒子。雖然亨利的苦惱絲毫沒有在我兒子身上顯現，但聽證會那天，我並沒有那種遠見——何況亨利很晚才出現症狀。要到他十九歲那年夏天分手後，照射臉龐的陽光依舊冰冷之際，他在筆記型電腦上看了一部電影，影片裡出現了一個十三歲女孩明顯的割膚行為，那個概念才如靈光一閃，深深打動了他。他馬上嘗試，在社區大學體育館後面依樣畫葫蘆，拿簡陋的工具粗魯地劃了幾道，然後直接去給他的父親看。

為什麼他會先去找父親顯露傷口？或許只是想讓他的痛苦被看到，藉由鮮血和震驚建立連結。但為什麼不先找他的母親呢？她好像才是他最先指責的人，他曾說她棄家不顧。亨利的主訴是：「我爸說：『如果你要自殺，別在家裡，你媽會怪我。』」這是關鍵的線索嗎？是暗示病徵其實在他父親身上嗎？還是其中有我們尚未了解的原因？

這些是短短幾天無法水落石出的謎團。亨利的故事依舊朦朧，仍未被真正講述。沒有時間建立深入連結了。在他住院的兩天半期間，亨利不知怎地沒有揭露出任何我們可以理解的重要細節。他確實展露了某種表面的進展，某種「漸弱」的過程——激烈的語言、對死的渴望以及沉溺於鮮血的描述都逐漸減少。但我知道他絕對可以取決於當時需要，在不同的時間展現不同的故事，所以我放不下心。我需要更多時間幫助他。

假如我在聽證會上換種策略，或許已經找到幫助他的辦法。在加州，可以實施或延長強制住院的不只有自殺傾向，還有針對他人構成的危險，以及嚴重失能。但亨利雖然憤怒，對他人卻從未暴力相向。他血淋淋的幻覺只是暴力意象的翻攪，並未伴隨實際的暴力行動。這讓我們只能從嚴重失能的方向來尋找證據。或許從他在巴士上赤身裸體這件事可以想出可信的論點：那表示食、衣、住等三大基本需求，他連一項都沒有能力滿足。但無可否認地，亨利有資源，且知道如何獲得那些資源來解決他的需求。巴士事件一如他的割膚行為，固然嚴重，卻無致命之虞，因此亨利在一個多霧的星期天上午走出了病房。

我看著他沿走廊走向電扶梯，往醫院的主要出口走去，帆布包背在肩上。他沒有痊癒，甚至沒有真正接受治療，但我告訴自己沒辦法再多做什麼了。他的病症是藥物無法觸及的，他一入院就想離開，出院時甚至拒絕我為他推薦的專業團體行為治療[15]。臨床文獻預測亨利未來可能會出現更多像割膚這樣的擬似自殺行為，以我永遠無法徹底了解的方式進行報復和得到獎勵。他的傷口會癒合後再次綻開，繼續從這樣的行為得到慰藉——那是他渴望的傷，是對我無能想像的內在痛苦做出的反擊。亨利別無選擇。會有那麼一段時間，他必須繼續尋求這些「聖痕」，並追尋其他人——不是皮膚對皮膚，而是自我對自我，強迫人類的溫暖跨越時空。

從長遠來看，他的命運可能是邊緣型症狀趨緩，而那通常會隨年歲增長而來。但時間也可能帶來自殺，自我的終結，發生率為一五%：高於任何疾病，是任何人類負擔中最高的。我們只能寄望關心他的人能夠學會運用他能在他們身上喚起的狀態，將那種自我遭侵犯的古老感覺放大一百倍，投射回他們自己對亨利的內在表徵上。強大的同理心有可能從憤怒的火花中燃起。

我自己的那股憤怒早已逐漸熄滅，雖然我知道我仍然容易受他影響，而且永遠如此。亨利已投射進我的內心，緊挨著我，就像書寫的文字緊挨著紙張。但我覺得我只是在他面前表現出一副我很好騙的模樣，表現出我誠摯地想減輕他的痛苦。有好一段時間，我看到我兒子就不免想到亨利。他已經將他的故事寫在我的故事之上，就像中世紀的僧侶在一張被刮乾淨、重新利用的羊皮紙上刻寫新的文本，在被拉伸變薄的動物皮上刻下審判和啟示的符號。

5

法拉第籠
The Faraday Cage

黑格爾這句格言舉世皆知：所有理性皆為真，所有真實皆合理；但我們之中很多不信黑格爾的人依舊相信，真實，真正的真實，是不合理的；理性，建立在不合理的事物上。定義大師黑格爾試圖用定義來重新建構宇宙，就像砲兵中士說大砲的製作法是找一個洞，拿鋼鐵圍住它。

——米蓋爾・德・烏納穆諾（Miguel de Unamuno），《生活中的悲傷感》（*Del sentimiento trágico de la vida*），英文版由克勞佛・弗萊奇（J. E. Crawford Flitch）翻譯

新的想法一定會來，就像季節一定會更迭，跡象一定會集聚。那前幾週有如初秋的空氣，隨著幾許現形的輕風，似乎在她心裡帶來壓力的轉變——她最上層的葉子微光閃爍，神經的頂蓬窸窣作響。

她也感覺得到皮膚的變化，細微的刺痛，初秋的寒意。那些感覺喚起十多年前的一段回憶：九月的威斯康辛，跟兄弟AJ和尼爾森一起在湖畔追加拿大雁。過了那個淋巴瘤化療的夏天，薇妮十七歲了。她有生以來，沒有什麼比那年秋天注射滅殺除癌錠（甲氨蝶呤）之後重回戶外，更令她心蕩神馳了。那滅殺除癌錠圍繞著她，也在她體內，甚至滲入她的肺、她的腦，那是秋日薄霧，顯得如此無孔不入，清澈而晶瑩。在緩解期，他們說，這是適合的療法，他們說對了。

但這一次，隨著樹葉沙沙作響，令人不安的暗示乍臨，迎著同樣幽靈般的風，像風箏一般升起——那是種敞開、脆弱的感受，並不全然正面。她突然決定請一個月的假，以案件數量如此龐大的人而言，這史無前例。團隊嘀咕抱怨，包括她的主管，但薇妮已建立極高的信譽，名聲甚至很響亮，贏得一次又一次的核准，從混亂中建構專利資產——像舞劍一般運用她受過法律和工程學訓練的心智，發揮獨到能力，與環環相扣的人工智慧智慧財產權家族搏鬥。光是去年，她的律師與幕僚團隊就為他們最大的客戶申請了一千七百件專利（包括分割案和連續申請案）。但現在她需要請一個月的假；有迫切的問題需要處理。她曝光了。

第一個問題跟奧斯卡有關。他住在連棟住宅的隔壁，在他家露台上方的屋頂安裝了衛星小耳朵，而且看似準備下載她的思想。薇妮需要有人去他家、去拆掉那天線碟、把他抓去關。叫來管委會的保全是很自然的事，但他們很可能跟他同一陣線。警察也一樣。她需要找到自己動手的辦法，自己來，一如以往。

她想到一招，針對小耳朵的暫時反制之道——只是應急，但可能真的有用。她挖出一頂厚重的黑色針織帽，她大學時買的帽子，上面有反光的「突擊者」（Raiders，美國美式職業足球隊）標誌，從柏克萊畢業後就沒再戴過了。她戴上，拉低緊緊蓋住耳朵。頓時，一切看來比較可以掌控。她有點意外，那不過有個足球隊的銀色標誌充當電磁場絕緣體，竟然那麼有效，但這一切都妥當了——感覺衛星訊號比較不可能侵入了，她自己的思想也比較不會外洩。那頂帽子的緊貼也協助塑造她頭部周圍的空氣，分隔與劃清界線。

所以說，這種脆弱是可以修正的，而更一勞永逸的辦法要靠工程學。她可以在臥室牆內做些結構改變，用一種具傳導性的材料強化那條界線——安裝真正現代版的法拉第籠作為防護罩，抵擋衛星小耳朵訊號[1]。她開始在牆上加工，而在她開幾次短途車程去鎮上另一邊的五金行添購一些專用品項之後，她的家用工具箱愈來愈豐富了：鐵橇、一點細鐵絲網、幾片鈑金、電壓計。

但在這個怪異的新季節，還有其他事態發展更令人不安、更難解決。超出她的專業。比較屬於生物學。這一切的中心是艾琳，資深合夥人拉瑞的助理，比薇妮年輕，到職五個月。艾琳懷孕了，這顯然是為了奚落她，攻擊她獨居又無子。這違反職業道德，且讓她難堪。考慮到艾琳離公司權力核心那麼近，還有一點令人害怕。

在這裡，沒有明確的工程學方法能處理冒犯行為。薇妮得自己跟拉瑞談。拉瑞是唯一能管教艾琳的人，必須告知他，要他採取行動。所以薇妮花了一個週末的時間擬訂計畫，要突擊拜訪法律事務所高層——「長」字輩所在樓層。她規劃了路線，排練了和拉瑞的對話——一開始主要在她腦袋裡，不用電腦或網路，因為說不定艾琳已經駭入她的一切，早就入侵她的電子郵件了。

她的計畫主要在紙上推演，憑記憶精心重現辦公桌的方位和洗手間的配置，但隨後她變得焦躁，必須動動身體幹些體能活，所以她一連幾天回去弄她的小耳朵反制措施，移除隔間牆，把朝東那面牆的絕緣層剝開來看看後面有什麼，然後開始布置新的金屬防護罩。

接著，隨著季節變換，出現全新的、更陰暗的低音呼應，其中一些著實嚇人。請假後的第二個週末，她開始察覺到陰森、灰色嘴唇發出的聲音——資訊吸血鬼。結實、粗壯如公牛的心臟，埋伏在垃圾箱後面的陰影中，開始直接伸進她的身體，抽出她的能量和思想。因此她又進入新的階段。這個新季節不只有風拂過她的樹葉。不再只有溫柔的虛幻的指尖輕輕撫摸，現在那感覺比較像暴躁的指頭粗魯、凶悍地捏著她那鹽粒般的細胞——她的頭蓋是個無助、粗短的鹽罐。

然後，終於，一道新的聲音在星期天出現，從她的腦袋裡出現，音調不高不低，性別不明，斷斷續續地重複**斷線**這個詞。她再次以那個音調聽到自己的想法，而且更大聲、更清楚。那聲音感覺有點熟悉，有她從青少年時期就認識的某種特質。那特異，卻又好像在她體內深處，是在她兩個太陽穴之間的呼喊。

星期一早上，薇妮認定那是艾琳作祟，也知道自己受夠了。她下定決心，踏出屋子，爬進她的車裡。行車順利，安然經過停車場那些陰暗的垃圾箱，但當她轉進王者大道（El Camino Real），卻看見一個出奇鮮明的停車標誌，醒目得像在凸顯重要性。她如此敏銳地感覺到標誌的八個邊，不得不凝神注意，但後面喇叭聲大作。她嚇了一大跳，繼續開。

十分鐘後她來到事務所所在的佩吉米爾路（Page Mill Road）園區，四周橡樹散落。她小心翼翼地下車。停車場裡，她車子附近，有一顆被鍾平的螺絲躺在混凝土上。她一看到就知道了，他們把螺絲放在那裡，是要通知她：他們知道她要來，打算給她好看*。

天色突然暗下來，不祥的氣氛籠罩，她差點就要轉身回車上。一個令她不安的想法浮現腦海：那顆螺絲透露了他們對她的計畫瞭如指掌，他們知道她會來，早就好整以

* 螺絲的英文為screw，用作動詞時，可以指「給人好看」。編注

暇——她的私生活、她的私人紀錄，甚至她的醫療。而她幾天前才流過產……雖然她一想到那件事就心血翻湧，卻覺得愈來愈掌握不住自己到底經歷過什麼。她變得不完全、不百分之百肯定她流過產。她想不起那次經歷的畫面或任何細節；突然，她有點記不起來到底發生過什麼事……彷彿她體內的風驟然加劇成龍捲風，把她的枝葉剝得幾乎精光，而她的回憶散佚在灰手指般的龍捲風中，那股從吸飽雨水的陰沉濃雲往下疾旋的風。薇妮停下來，全身發抖，踩在那顆螺絲上，按著太陽穴處理這一切，集中精神，思考所有的衍生影響和不確定。一名她認識但不熟的律師助理，叫丹尼斯之類的，她曾經覺得可以約會的對象，正經過她往大樓走去。他狐疑地看了她一眼，像在搜查什麼。她撇過頭，戴回墨鏡，也用力把她突擊者的帽子拉緊一點。

在其他人，任何人，律師也好，行政或助理也好，把情況弄複雜之前，你得趕快進去，她這麼告訴自己，在腦海裡清清楚楚、斬釘截鐵地說了這些話，彷彿在演講似的。你不可以打退堂鼓。那個小螺絲的信號是艾琳弄的。拉瑞會轉向；拉瑞會站在你這邊。

她鎮定下來，謹慎地踏進大樓，盡可能離牆壁遠一點；緊張地對警衛笑了笑，出示識別證，走向電梯，搭到拉瑞位於四樓的領地。她經過他的辦公套間，小心避免視線接觸，但仍能注意到艾琳坐在她的行政桌前惹是生非。薇妮的第一件戰略任務完美達成：記下艾琳的穿著，那件款式難看的黃色洋裝。然後她轉往洗手間，走進隔間，關上門，等，讓視線可以穿過門縫看到艾琳進來。她知道不會太久。

她等了快一個小時，最後，一道黃光一閃而入。薇妮冷靜地站起來，在艾琳把門關上後立刻開門出去。她直直走向洗手間的門，出去左轉，把帽子壓緊，大步走向辦公室套間。

她和拉瑞合作過公司兩件棘手的國際案件，但沒有近距離接觸。他們是兩種不同類型的人，外交型和內向型，一個愛閒聊一個一本正經。但今天他會認出她，而且她一開口就會知道事情有多急迫。她路過艾琳無人的桌子，敲了拉瑞關起來的門，走進去。他從他的筆記型電腦抬起頭，四目相接。她在他桌前一張椅子坐下來，信心滿滿。

接下來是一連串的茫然困惑。沒有比那更糟的了，而似乎下一個瞬間，她就坐在人力資源辦公室凌亂的小房間，等待救護車，四周全是身穿輕便夾克的保全人員，正滿頭大汗地看著她——事務所想必出動了整支保全團隊。

在那之前，她態度強硬，但嚴謹地保持對拉瑞的禮貌，實話實說——描述艾琳懷孕是多麼不專業的舉動，意在羞辱她，還提供她電子郵件被駭的細節，甚至告訴他那顆螺絲的事，告訴他看到那個有多可怕。但她認為自己一直維持理性而平靜的語氣。她保持面無表情，如混凝土堅固，小心不要讓情緒或姿勢激怒拉瑞，但一切似乎不出幾分鐘就急轉直下。拉瑞拿起電話講話，第一名保全進來，然後她的兩肘就被牢牢扣住了。屈辱讓視力愈來愈暗，她被押著經過艾琳面前。薇妮提醒自己要不露痕跡，繼續擺出面具臉，避免視線接觸。然後他們就出發了，來到這個無窗的房間。她從不知道有這房間。

幾分鐘後，救護車來了。兩個戴紫色乳膠手套的男人拿著文件和凌亂的管材及線材出現。見到他們，她就放心了。她恨不得趕快離開這小房間。這兩個緊急救護技術員都很瘦，肌肉結實如攀岩選手，也很有禮貌地進行明快的身體檢查，問她的精神病史。她實話實說：她家族裡沒有精神病。不過她的哥哥ＡＪ與眾不同，會說奇怪、混亂、引人注意的事情。他始終沒有找到自己的路，也沒有機會了。薇妮跟救護技術員說ＡＪ是怎麼在鬧區的廣場被發現，在熾熱的那天，一個人倒在巴士站附近，已經斷氣。

是ＡＶＭ，動靜脈畸形——動脈走錯方向，肌肉厚實的血管壁把高壓血射進嬌弱的靜脈，這是演化為了另一項工作而設計的血管，只負責收集一股股用過的遲緩血液，從腦部虛弱流出的血。一名醫生說那種畸形可能是徵兆，指出更廣泛的問題，一種結締組織疾病。但沒人能肯定，只知道起碼有一處動靜脈畸形一直在那裡，躲在他的腦內深處不被看見，長年掙扎，應付頸動脈搏動凶猛而持續的重擊，輕薄透明的膜愈撐愈薄，直到爆裂的那一刻。

她也提到幾天前她可能有的小產——她還是不確定，記憶在真實與虛幻間擺盪。他們似乎被那樣的不確定激怒了，這她可以理解；她自己也很困擾。但她確定自己久遠以前的癌症，那些名詞熟悉而令人憂慮，到現在仍如刀割——皮膚大T細胞淋巴瘤併中樞神經系統受累。她老練地敘述治療過程。那是怎麼從複視和頭痛開始……他們在她的腦脊髓液發現癌細胞後，怎麼直接針對那裡注射甲氨蝶呤，注入她下背部的脊髓管。她是怎麼完全治癒，直到今天，十二年來都遠離癌症。

她的指節上有些破皮，是她在家裡拆牆時擦傷的，但她只簡短解釋，因為他們似乎不怎麼在意她的翻修。她注意到救護技術員有段時間堅持問毒品的事，想方設法，試圖誘她落入圈套，但一再得到一樣的答案：沒吸毒，連菸都沒抽，只偶爾喝杯酒。在救護車上，終於比較安靜了，而她終於有點時間回想一切——令人洩氣環環相扣有無數可能性的猜謎。

很可能她的思想已經被資料吸血鬼汲取了，她的計畫已經被資料吸血鬼探知，預先告知拉瑞和他的團隊了。這時她注意醫務人員在前面打電話——他們說是打給醫院，但更可能是打給那陰森、灰色嘴唇的聲音。「五一五〇，」他們一直說……是5—1—50、5—150還是51—50，究竟是哪個？那個代碼一定很重要。是用來啟動，還是加速下載的？通常她可以破解這類的事情。薇妮又把帽子拉緊，試著漂回過去，就幾個禮拜前，回到這一切的開頭，感受九月新鮮空氣第一道令人振奮的氣息。

後來在急診室，護士和醫生又問了剛剛紫手套紳士問過的所有問題。他們假裝在多部平板鍵入她一模一樣的反應，顯然不想費心跟彼此講話，只用聽診器、抽血針和反射錘又敲又戳了好幾輪。

他們也不在意她的整修，但對ＡＪ的故事很感興趣——怪得很，遠比醫務輔助員有興趣。薇妮講他講到第四、第五遍，愈來愈難受。他的故事，雖然她給的版本一次比一次短，進入她心裡的版本卻一次比一次長。停頓也愈來愈久——她會在句子中間，甚至單字講到一半時停下來，因為那些畫面正席捲腦海。想像中他臨終前的情景，孤單一人，沒有妹妹在旁攙扶他，沒有任何愛他的人輕輕摟著他昏脹的頭。

ＡＪ，迷失的孩子，在去世前就迷失很久了。薇妮和尼爾森在學校如魚得水，善於書寫，也熱愛邏輯和工程學，學校卻讓ＡＪ難熬。ＡＪ連打零工都不順利，不論車商或麵包店都一樣。好像每一次冒險都以莫名的厄運、不佳的判斷或令人啞口無言的意外告終，但他仍一直溫柔敦厚，直到在那熾烈的夏日倒下。她往東飛回家參加葬禮，而當她看到他額頭熟悉的摺痕終於變平了，消除了，她自己的身體迸出一陣椎心刺骨的嗚咽，宛如狗吠，是她從沒發出過，也前所未聞的聲音。

她蜷著身子側躺在第八診室的推床上，失神地想著ＡＪ的最後時刻，重新經歷他從麵包店跑向銀行的路程——她和尼爾森從他口袋裡的紙片以及他同事的線索重建的路程。那段激動的奔跑成了他最後一次拚命自力謀生的嘗試。醫生說那一天的壓力，那樣的奔跑、那樣的高溫、那樣的憂慮，或許聯手使他血壓驟升，使動靜脈畸形終於破裂。就一個弱點，靜靜地等候著，一個小東西，在這一天，所有讓他生命如此艱難的事物一擁而上的這一天，四分五裂了。

他們可能繼續戳她繼續抽血還有掃描，但薇妮累壞了。白晝變成黑夜，乾三明治和盒裝果汁出現又消失……接著是一段漫長的虛無。

◇◇◇

有人敲她的門，一位醫生走進來，一頭蓬亂的褐髮，白袍裡的藍色刷手服有咖啡污漬。他自我介紹，聽起來有些咕咕噥噥，也可能只是累了。薇妮聽不大懂他含在嘴裡的名字，但她聽到一個詞：**精神科醫師**。

薇妮坐起來，兩腳在推床邊邋啊邋。他握了她的手，在門邊的椅子坐下來，說：「我已經看過急診團隊的全部文件，也跟急診醫師講過話了。但如果你覺得可以，我想聽你講，用你自己的話講你今天怎麼會來這裡。」薇妮仔細打量著他，然後盯著他的眼睛，花片刻時間思索他的立場，還有她的立場，然後才開口回答。

到頭來，她還是需要幫助，但還找不到盟友。最好告訴他一些什麼，就算不是全部。「資訊吸血鬼。」她說。他需要了解。他寫下來，然後抬頭看著她。「好。告訴我那是什麼。」他說。

所以她說了——呃，大部分。不到鉅細靡遺，只有大家都看得見的客觀事實。資訊吸血鬼侵入她的腦，汲取她的思想。那顯而易見，而且她可以用邏輯平靜地描述，有一大堆證據，她可以一一細數。首先，她的鄰居兩星期前在屋頂安裝碟形天線，以便更容易取得她的思想，但她有用防護措施反制，目前還在進行。她不去工作了，因為辦公室每個人都在侵入她、駭入她，試圖破解她的思想和感覺。她也跟他講了停車場的螺絲，所以他應該知道她的敵人有多強大，她為什麼必須斷線來保護自己。

薇妮簡略提到那個斷線的聲音——那聲音有多駭人卻合理，說了一個薇妮自己說不定也會想到的詞，說出薇妮想要的概念，但說不定也是薇妮某個敵人想要的。薇妮解釋說，那個詞是在她的身體裡發出的，她聽得見，且具備聲音的一切特質。某人，或許是艾琳，正入侵她的心智，但究竟是為了什麼，她真的不知道。

一會兒後，他開始問他自己要問的問題，模式不同於先前的醫務員或急診室醫師。當他問到她戴的那頂突擊者的帽子（壓低蓋住她的眉毛），她坦白告訴他：「是為了保護我的思想。」當他指著她的推床，問她為什麼要把它從牆邊推到房間中央，她簡單回答：「因為我不知道牆的另一邊是什麼。」他兜回她翻修房子的事，其他醫生都不感興趣的事，第一次問到她拆除的牆，問她為什麼要拆。

但醫生問到一半，傳呼器響了，他賠個不是便離開了。她自己一個人度過一小時，看著面前的牆，然後他回來了，沒講廢話直接開始，彷彿才離開一分鐘。薇妮問發生什麼事了。「只是樓層有個緊急情況，抱歉。這裡我差不多問完了，我可以跟你說說你的情況。」他說，坐回座位。「我們還在等一兩個檢驗結果，但最重要的是，沒有人發現你的身體裡有什麼問題——每一項檢測和掃描看起來都很正常。所以那意味著，我們認為發生的狀況屬於精神醫學。而那種結果的好消息是，我們有治療方式可以幫助你。」

薇妮不意外。之前急診人員看起來就像認定事情正往那個方向發展，不過那無所謂——此時此刻她並不在意他們說了什麼，她只想回家。急診醫師跟她說她被「依法留院」，要等精神科看過才可能離開，而現在她每個人都見過了。家裡和公司的事情都沒有解決，她還有事情要幹；事實上，她的工作處境可能又惡化了一點。她問他，她是否可以在他的門診回診，這樣她到家後就比較容易打電話預約了。

「好，這我們可以談談。」他說：「你願意在我們考慮這件事的時候待在醫院嗎？或者，如果你不願意，你出院後要做什麼呢，如果我們可以讓你出院的話？」

薇妮連想都不用想——那很容易，她不要再去公司製造麻煩了，那顯然是個錯誤。她要回家，要繼續度假，要把朝東的那面牆拆完，然後開始拆天花板——她住頂樓，所以那很安全，不會妨害任何人。「我不要留在這裡。」她告訴他：「我有太多事要做。

我要回家完成我的法拉第籠。」

聽到那個詞，他點點頭，於是薇妮問他知不知道法拉第籠的原理：它們是由導體構成的籠子，能阻絕電磁場。他又點點頭：「我知道，我們實驗室一直在用，我們會在裝置四周罩上網孔方籠。我們打造那種裝置來測量神經元裡的電訊號。那就是法拉第籠，跟你在建造的一樣。那能阻絕房間內或牆壁後面其他電源的雜訊——」他比了比小房間邊緣，她的推床原本的位置，「這樣我們就可以偵測電流，甚至包括來自活體動物單一腦細胞的電流。」

雖然仍保持警覺，薇妮不由得對這個連結略感興奮。她很好奇他知不知道這個屏蔽原理是班傑明．富蘭克林（Benjamin Franklin）在實驗中發現的，那美麗的定理出自電磁物理學，外部電場無法進入導體構成的封閉區域。外部電場會在導體上製造補償性的電荷分布，恰恰把自己抵銷掉。一個電場全憑自身特性創造出自己的滅絕。一個命題真真切切創造出自己的反命題。「資訊自殺。」她說。

這個詞似乎讓他不安。他在椅子上挪了挪。「我們在擔心一些事。」他說。「你告訴過我，告訴大家，你不想傷害自己，也不想傷害任何人，我相信你。但你正在破壞你的家，而且你的計畫是繼續破壞，因為你擔心你的鄰居，怕他透過他的衛星小耳朵下載你的思想。所以你積極拆掉你的屋子……」

薇妮知道接下來會發生什麼事：他們要把她困在這裡。她在他說話時仔細看他的嘴唇，尋找他也受到控制的跡象。積極破壞她的家？這不是事實，完全不是。她是在做唯一能拯救屋子的事。

「我有一些文件要給你——喏，這說明你今晚會被收治，被帶到醫院，依據的是我們所謂的依法留院。對於嚴重失能的人，我們可以這麼做，也必須這麼做。」他說：「我們需要這樣做，是因為你的精神症狀會給你帶來實質問題，我們稱之為精神病（psychosis），意思是脫離現實。你聽到腦中有聲音，你害怕現實不存在的東西，那些已經讓你破壞你的家，也給自己帶來危險。」

她感覺世界正在縮小，變得一片灰，除了他臉上如狹窄地道歪來扭去的光。

「現在，我們有責任釐清是什麼引發這一切。可能的原因很多，而我們也希望能試試一種能幫助你的藥物。」他說。一些話逕自進入她腦中，而她試著讓它們搭配他嘴唇的動作。肥皂泡、無女性服務人員、瑪蒂達。

醫生繼續說了一會兒，然後站起來。她重新全神貫注在他聲音的意義上。他說他明天會來看她，因為那個星期的那一天他也是在急性病房工作，而他留給她一張紙，紙上有很多文字和數字。嚴重失能，她看到，還有5150。就是他們在救護車裡說的代碼。嚴重。他們已經逮住她。她讓自己的臉靜默如化石，直直盯著前方磨損的黃色牆壁，不敢想像牆後有什麼東西。

◇◇◇

第一天晚上醫護人員讓她服下一種新藥，並給她一張資料表，她留下來研究。那藥名叫**非典型抗精神病性藥物**，而他們要她簽下什麼與那有關的東西。那顆小小的白色藥丸，不管做了什麼，或沒做什麼，毫無疑問一拳把她打昏，讓她睡了十四小時。

薇妮一覺醒來，發現自己在樓上，在他們口中的急性病房，身邊有一群同行旅人，每一個都是從不同種類的風暴中逃出來的難民，被沖上同一片海岸。那天早上薇妮只聽不說，但仍能從他們那裡學到東西。她自己的風暴在第一天早上就已自行登陸且耗掉一些精力，是好事。她還聽得到那說著斷線的聲音，但侵略性沒那麼強了，不再是吼叫了——她也能較穩定地留意別人，聽別人對話。

她學到怎麼拿牙膏管割手臂——她沒有這麼做，不想這麼做，但總之她學會了。兩名病患在早餐區討論誰幹過這件事（基於不同理由），並像比較處方一樣比較相關策略。其中一位名叫諾拉的年輕女性似乎只想稍微割一下，只是想感覺疼痛、看到血，想留下記號，讓人知道。另一人，克勞蒂亞，身軀龐大，可能是好幾名少年的母親，則只關注真實的自殺——割開動脈，讓血流全部湧出。克勞蒂亞準備接受電痙攣療法治療重度憂鬱症——醫生認為那有幫助，但克勞迪亞另有盤算。她一心一意想終結生命。她的感覺和想法都通向那裡，眾多電流匯聚成束，不論是牆，或鎖，都無法使之減緩或改道。

但看來醫護人員搶先一步，連牙膏管都不提供了。護理師大多很神奇，光靠說話和手勢就有辦法讓二十個精神狀態異常而情感激烈的男男女女和睦相處。這區病房跟薇妮經歷過的都不一樣，是個矛盾的地方，既硬又軟，既絕望又安全。而其他病患——她就算有無盡的時間也思索不完他們個別受創的世界。這區病房是迷人與駭人的現實匯聚的漩渦。

薇妮想著牙膏，那管子的底部如何發揮效用。那夠堅硬，材料有適當的性質能變得鋒利。她想像諾拉和克勞迪亞各自待在其他的留院機構，在醫院裡較不受拘束的病房，趁醫務人員不在時偷偷拿著牙膏管尾端磨任何粗糙面，這裡劃幾次，那裡劃幾百次。薇妮想著這類重複性動作可能有多難以抗拒——用針或刀一再重複同樣的動作，上千次，上萬次。她有個奇怪的想法：獎賞重複性舉動是人腦的第一項成就。以持續不斷的節奏，讓堅硬的東西變銳利——枝條、燧石、骨頭。一劃再劃，在石頭上一磨再磨，磨了整個冬季——但目標不同：那時的目標是生存，而非死亡。

薇妮也累積了精神科的知識，關於他們所謂「精神病」的知識——來源不是其他病患，而是和那個收治她的精神科醫師的簡短對話。他一天來看她兩次，一次是早上八點左右來她和諾拉同住的房間，然後中午某個時間又會過來，通常是在走廊和她們不期而遇。薇妮發現他在白天看來就跟半夜一樣睏倦。她喜歡他喜歡法拉第籠，而她叫他D醫生。隨著她的風暴一天天消散，她開始發問。

「精神病，那到底是什麼？」她問：「我的意思是，我認為我知道，但聽你說那三個字感覺很奇怪，聽起來很古老。」

「就是脫離現實。」D醫生說：「可以用來形容幻覺，就像你聽到有聲音說著斷線，也適用於妄想——我們用這個詞來表示虛妄但固著的信念。」

她想了想。「你說的『固著』是什麼意思？」

「這個固著的部分很重要。」他說。「妄想是無法用推理消除的。證據也沒有幫助。我還在學習的時候會為我的病患嘗試過。或許每一位精神科醫生都試過，但為時不久。妄想絲毫不會動搖。有些病患為這些極不可能的想法披上無法刺穿的盔甲，因此無人能碰觸。」

「固著的信念」這個想法契合薇妮的工程專業。那就像卡爾曼濾波（Kalman filter），一種演算法，用來為複雜未知的系統建模——對系統屬性數值的每一個猜測，都標記著猜測者信心水準的估算[2]。而在建模的過程中，確定性更高的猜測會有更多權重。薇妮覺得大腦也應該那樣運作，只有帶著確定性標記的知識才能存在，而世上某些類型的知識，不只是妄想的知識，應該要被相信到固著的地步，並置入腦中某個稱為「真理」的特殊水桶內，不會模稜兩可，也不會打折扣。真理的範疇允許迅速、簡單的行動決斷，不浪費時間進行統計運算，也允許大腦依據這些毫無疑問的事實建立複雜的邏輯大廈。但這些，她沒有全部跟他說。

「我覺得不只是妄想會那樣固著。」她吞吞吐吐，感受到一股壓力，得在他走掉前清空腦中一切：「或許其他想法也會。」她又把突擊者的帽子拉緊——出於習慣，其實她已經覺得不必一直戴著它了。「就像信任你的家人、婚姻、宗教，和某些社會及政治信仰。那很正常。每一位元的知識都該標上信心數字，而有些想法應該會得滿分。」

「我想也是。」他說：「我想你說的對，我想我們確實需要那些……排序。信心評估。」一陣尷尬的沉默。他低頭看著他的病患名單，她知道這代表他馬上要離開去看隔壁房那個金髮、笑臉迎人、躁狂、話好多的大學生，不會再回來。

但他卻繼續說下去。「不過我想，關於世界如何運作的想法，滿分大多沒有幫助。何況有些對於事物的解釋非常不切實際——它們永遠不該成為可信的事實，連接近可信的程度都不應該。」他又頓住了。兩人站在護理站附近的走廊上，奇怪的一對，她穿著她的病人服、戴突擊者帽，他穿著他白天的扣領襯衫和寬褲組——一個囚犯，一個自由人，病患在兩人四周走來走去。不過那裡有一種連結；兩人來回傳遞資訊，在自己的區域網路上，資訊完整地穿過雜音。他說：「這些靠不住的想法，從一開始就不該進入我們的心智，完全不該放任它們浮現到我們運作中的主動意識。你認為你在入院之前有那種想法嗎？那些擾亂心神、真的不可能發生、在浮出表面之前就該過濾掉的事。」

他在講濾器，但不怎麼正確。在風暴平靜下來時，薇妮覺得他可能指她在急診室告訴他的事情——停車場螺絲的故事。現在她明白，當時她的想法（螺絲是艾琳放在那裡作弄她的）相當不可能。

那又如何？她想。固著性固然存在於妄想中，但或許也是健康的堅定行為所不可或缺——同樣地，在薇妮看來，容許自己考慮不大可能的想法，也是正常且必要的。「我覺得容許自己察覺不大可能的事，並不是病。」她說：「如果你是在講濾器，那你應該知道那如何運作。最理想的濾器能阻擋一些你其實希望能穿過的東西，也會放過一些你希望被擋下而非穿過的東西。那才是最理想的濾器。」[3]

接下來十分鐘，她向他講述切比雪夫（Chebyshev）和巴特沃斯（Butterworth）電子濾波器，說明切比雪夫第一型濾波器如何成功阻止不想要的東西穿越，卻也不幸地擋住一些人們想要而本來該穿越的東西。這對某些電子學無妨，對某些神經系統或許也無妨，但對人腦則很不妙。像我們這樣生存顯然要靠智慧和資訊的物種，不該冒險阻擋和扔棄有潛在價值的構想。

其他的設計，像是巴特沃斯濾波器，缺點恰恰相反：不會拋棄有潛在價值的東西，但會允許太多東西鑽過空隙。「我認為巴特沃斯濾波器的設計更適合人腦，或者，把我們這個物種的大腦全放在一起想時，那設計更適合人腦。」薇妮說：「有些人抱持不可能的信念，就是我們這個物種運作健全的跡象。」她說她會送他巴特沃斯一九三〇年的論文：〈過濾放大器理論〉（On the Theory of Filter Amplifiers）。薇妮覺得讓他知道這點相當重要：每一個系統都是以它能接受的容錯率運作，以平衡一些其他的考量。

「我們神經科學的電生理訊號也一樣。」他說，似乎認同她的說法。「我們會記錄微小的電流，所以必須濾除雜訊來辨識那些電流，而就算是設計最精良的濾器，也還是會阻擋或扭曲一些有用的東西，同時放過一些無用的廢物。」薇妮還有話要說，但最起碼，聽到這些話，她可以放心讓他看診了。現在他似乎明白，扭曲不等於生病了。

◇◇◇

隔天，體內的聲音又安靜了一些。她就算沒戴突擊者的帽子也覺得相當穩定，乾脆不戴了。薇妮感覺得出事情正在好轉，不過仍有點不放心向醫生透露這件事。醫生可能會歸功於藥丸，並斷定他為她建立的這個疾病模型是正確的。

D醫生在五一五〇到期前取消了強制拘留。薇妮答應自願住在急性病房直到出院，因為收治自願住院病人的開放樓層，床位已滿。不過她樂於和現有的臨床團隊配合，也繼續檢測。反正她是在度假，她學到很多東西，何況家裡感覺仍不怎麼安全。

「人們罹患精神病的原因各不相同。」在終止五一五〇的那天下午，D醫生在走廊這麼說：「而對你來說，並非都已排除。」

「但我想你也同意，也許根本沒有問題存在。」薇妮說：「可能只是我的設計，我們的設計使然。」

「嗯。」他說：「如你所說，人的濾器可能有不同的設計，就像每個人的音響都有不同的設定。不過那種想法有個問題……你以前從來沒有這種經驗。就我所了解，你向來有邏輯、有條理，有個善於選擇的濾器——這或許是你最大的長處。所以這整個情況其實不是你天生的設計。」

「那如果真的有什麼改變了，那可能是什麼呢？」薇妮逼問。

「毒品有可能，不過我們在你體內沒有發現毒品殘留。」他說：「感染或自體免疫疾病也有可能，可是我們在你的血液裡也沒發現那些運作的跡象。重度憂鬱症或躁狂也可能是原因，但你也沒有這些症狀。不過，思覺失調症，仍未排除。」

思覺失調症，薇妮略有所聞，但那並不符合她經歷的情況。「那不是從青少年時期開始的嗎？」她問：「那樣的話，我早該有症狀了。」

「對男性來說是這樣，不過對女性而言，二十九歲初次爆發不算不尋常。」他說。「初次發作，思覺失調症狀顯露時，我們就是這麼叫。明顯的症狀包括妄想和幻覺之類的。而有時候一個人自身的行為可能看似不屬於那個人，看起來像是從身體外面操控——」

「有理論說明是什麼導致幻覺嗎？」她問。「可能是什麼樣的生物學造成的？」

「目前科學上仍沒有人真的知道。」他說：「有人覺得那些內在的聲音，就像你聽到的，可能是由大腦某個部位生成，那裡不知道別的部位在幹什麼，沒能把內在思想認成是自己的。所以你會聽到自己的內在敘述，就像聽到斷線這個詞，而且詮釋成別人的聲音。

「同樣地，你可能感覺你的行動不是你自己的，而是反映外界的操控。思覺失調可能就是如此，你大腦的某個部分不知道其他部分想要什麼或試圖執行什麼，所以身體的某個舉動會被詮釋成外界插手的徵兆。大腦本來就會到處尋找解釋，這下只找到不大可能的想法，像是被無線電傳輸或衛星控制。」

「等一下。」薇妮反對。「為什麼這些解釋老是那麼科技，老是那一類電波資訊？」她得找到解答，也知道今天又沒時間了。「你知道，為什麼是衛星？那豈不是意味著這其實不是一種病？那是近期的發展，對吧？是對技術的反應吧。」

「這個嘛——」他說：「就我們所知，這種外界控制和資訊長程投射的感覺，相當距離外有什麼力量在作用的感覺，早在衛星、無線電或任何我們所知的能量波存在之前，就一直是種症狀了。」他開始沿著走廊往下一個房間漂過去，慢慢繼續巡房，這個模式她已經瞭如指掌。「我得繼續前進了，但我想，明天可以跟你說我們是怎麼知道這件事的。」

隔天，在等待上午巡房時，薇妮不禁懷疑在人類心智所有的失敗模式中，思覺失調是不是最不被了解的。她自己沒有聽過任何解釋，覺得對它一無所知，有好多缺口，可能也有些誤解。像憂鬱和焦慮之類的疾患似乎比較容易映射到人類一般經驗。

話雖如此，就某種意義上，經過變造的現實也可能普世一致。她在大學時學到，入睡後多數人都可能經歷短暫而怪異的混亂與迷幻狀態。她自己知道那種狀態，知道那種狀態如果多延續一會兒就夠可怕了——萬一那種狀態某天晚上來了就賴著不走，人生會變成怎麼樣？萬一那個經過變造的現實，一旦經歷就固著下來了呢？根深柢固、不可撼動，日復一日，甚至年復一年。這想法好可怕，所以她不想了。

碎片化自我的概念令她好奇，不知怎地想起來也比較愉快——她的一部分無法得知其他部分在做什麼的概念。她想知道自我的整合最初是怎麼達成的。她向來把這種事情，她的完整，視為理所當然，但顯然不能如此肯定。又一次，思考睡眠有助於理解，因為剛睡醒時，她總會先感覺到一段沒有現實也沒有自我的散解時刻，然後經歷漸進的重新建構、重新編織。區域性的短線（關於地方、目的、人物、要事、行程、現有特徵等）會開始與關於身分、軌跡、自我等的長線扣在一起。在那短短幾分鐘內重新編織自我的資訊是從哪裡來，又要往哪裡去？如果那個過程被打斷了，就會造成自我建構不完全，而那個人本身的行為，就會顯得不連貫而怪異。

當薇妮想到那種斷線的狀態，一個令她不安的想法赫然出現。要是那種潛在的不成形——脫離自我的需要、無關計畫的行為，都成了現實，該怎麼辦？她想，在精神病狀態中看似混亂失序的東西，或許只是反映這個現實：我們的邊界反覆無常、我們那種獨特自我的感受其實很虛假——有助於達成某些目的，但不管怎麼看都不真實。單一的自我是幻覺。

那麼，那些聲音，現在幾乎聽不到的聲音，又怎麼說呢？醫生暗示她是在思考斷線，而認不出那是自己的想法——但他忽略了更深的重點。就算斷線的想法某種意義上是「她的」，又是誰叫她這麼想？真的是她在某個時刻決定我打算想著「斷線」嗎？不，那個詞或其他思想都不是這樣。思想就是會來。對所有人都一樣：所有思想都是不請自來的。

薇妮明白，唯獨有精神病的人才會理所當然地為此煩亂，因為只有他們能看清真正的情況。唯有他們能充分意識到潛在的事實——我們所有行動、感覺、思想，都是自發產生，而未經清醒的決斷。我們全都躺在演化為我們鋪好的硬梆梆病床上，但只有他們踢掉那條薄毯，踢掉我們的皮質所提供的安慰——「我們做的都是我們想做的事，思考的都是我們想要思考的事」的概念。其他人都是在渾噩的睡夢中度過一生，為虛構的主體性效力並加以保存。

隔天早上，在D醫生巡房來她這裡之際，薇妮深信自己的狀態叫做洞察而非生病。她不是被保護，而是已經掙脫；她可以感覺到電場，圍繞萬事萬物的電荷。但她來不及告訴他，原來他帶了東西要給她，一張他列印出來的圖——他說，那張圖是十九世紀英國人詹姆斯・蒂利・馬修斯（James Tilly Matthews）畫的，當時工業革命正如火如荼，而他深陷當時人們所謂的「神經錯亂」。馬修斯想像有部「空氣織布機」，並在圖中把自己描繪成無助、畏縮的人，而有部巨大凶惡的工業織布裝置射出許多線穿過空間操控了他[4]。從遠方操控，透過長程織線。

薇妮聽得入迷。這麼說來，思覺失調症那些無法解釋的症狀和感覺，都只是被病人歸因於他們那個時代所知最強大的遠程作用——無論那是什麼，衛星、織布機、天使、惡魔，都可能被用來解釋那些現象。

在那之後，薇妮有很多話要說，而她發現自己對於探究這些概念很有興趣，反而不急著出院。就算她有思覺失調或類似的東西，她似乎很清楚，這其實不是一種病，而是代表某種不可或缺的東西——洞見與創造力的靈光一閃、驅動人類進步的引擎。

所以隔天，她要D醫生承認這可能是真的，承認在人類頭腦與雙手的範疇內*，容忍不大可能與怪異都可能是有用的。唯有如此，那些不大可能的事物——半魔法的可能性、與任何既存事物無關的概念，才可能成真。這樣的安排只對人類有用，對老鼠或鼠海豚則無益：魔力思維（magical thinking）、承認不大可能的可能性、莫名相信某件怪事可能是真的、不同的世界有可能存在，以上種種，老鼠或鼠海豚沒有夠大的腦來構思，也沒有靈巧的雙手來實現。

他沒有她想像中那麼興奮。「已經有人想過這些。」他說。「這不是說那想法不怎麼引人入勝，也不是不具吸引力。那在某種意義上甚至可能是對的。不過思覺失調比那糟糕得多，絕不只是一點點魔力思維。思覺失調也有負面症狀，導致病人再也無法動用精神世界基本而有用的部分。冷漠、喪失動力、缺乏社會興趣（social interest）。

「而且還有個症狀叫**思考障礙**，你整個內在過程可能被極為有害的方式擾亂。」他說：「再想一下思考這件事，你一直在想的事，不過現在來想想思維的流動。我們確實

* 此處人類頭腦與雙手，是比喻人類的思維與行動。編注

會規劃好去思索一件事——不是一直，而是有時，起碼在我們想要時可以。我們會著手推理，會選擇建立一連串思維：想像從某個決策點衍生出的路徑，打算有條不紊地走過每一條，循序漸進。這是人類心智的美妙之處，但這樣的美是有可能被腐蝕的。病人會在每一條計畫過的思維路徑上忘記自己身在何處，甚至完全喪失規劃路徑的能力。言語和想法會混雜在一起，也會被插入或被刪除。最後思想本身會完全關閉。我們稱之為思想阻塞——病人話講到一半，甚至單字講到一半，突然當機了。思想不請自來，也不在我們想要時來……不能被召喚。」

薇妮知道自己在急診室曾數度表現出長長的沉默，但她是一直在想AJ死去的事。她向醫生提醒AJ的事，說：「D醫生，我不覺得我第一天的沉默是思想阻塞。那只是一股強烈的感覺，來自重要的個人回憶——我哥的死，大家都在問的，沒別的。」

「好，那也許不是思想阻塞。」他說：「看起來是那樣——不過好消息是，你服用抗精神病藥物後，發生次數少多了。也謝謝你讓我知道。我們試著想像病患心裡發生了什麼事，但思考障礙不是多數人可以生動鮮明地想像的。那也許是思覺失調最令人衰弱，卻又極難解釋的症狀。」

也許那是因為這是最具人性的症狀，她想，這是最先進的大腦系統的缺陷，在其他動物或生物身上找不到類比。但更重要的是，不管怎麼說，掌控自己的思想只是錯覺，也只有人類才會有這種掌控的幻想。只有在我們的內心決定了我們想要什麼之後，思想才開始排序，虛構的思想順序是逆向追溯中建立、設置的。覺得我們的思想有頭緒、有條理，就跟認為我們的行動有主體性一樣虛幻不真。兩者都是合理化——都只是神經回填。

◇ ◇ ◇

出院前一天，他過來幫她更新磁振造影的最後讀數。他們沒有在她腦袋裡看到什麼——沒有奪走她哥哥生命的動靜脈畸形，沒有發炎。「意思是，你的精神病插曲很可能是思覺失調的徵兆。」他說：「我們還不能確定，但那是臨床工作診斷。不過我們還有一種檢測要做。我們需要檢查你的腦脊髓液，看看是否有跡象顯示或許有什麼可以治療——不該在那裡的細胞、致病原或抗體之類的蛋白質。意思是我們得進行腰椎穿刺，拿針刺脊椎。」

薇妮覺得自己畏縮了一下，想起化療針的可怕長度。「我知道，很抱歉。」他說：「你以前做過這些——沒錯，是侵入性，但幾乎無痛，而我們從腦部影像知道，以你的腦壓，做這種檢測不至於不安全。」在醫生準備同意書時，她青少年時期的經歷完全浮了上來，不請自來。薇妮記得她是怎麼被放上一張面對牆的床，以胚胎的蜷曲姿勢展露她的下背部——但的確，她記得當時不覺得痛，只有一種深層、悶脹的壓力。

「在這個單位做這項檢測相當罕見，所以我們得把你帶到開放樓層。」他說。「除了緊急情況，針不能在急性病房出現。」薇妮簽了同意書，被要求換上病人服，然後就跟D醫生和護理師一起走向反鎖的出口門。病房管理員在他們身邊嘰嘰喳喳，於是，住院將近一個星期以來，她第一次進入法定開放空間。

當他們幫她在手術室安頓好，她想到即將發生的事情頗為諷刺：在她發狂般擔心腦部被遠距入侵後，她願意讓他們直接插入她的中樞神經系統。而且他們要抽取材料——從她體內深處抽取她的液體，保存、檢驗、把結果輸入資料庫，永不消失。

但反正她已經同意了，事情也發生了。D醫生讓薇妮側躺，身子稍微蜷起，病人服拉開，露出下背部。最先來的是表皮麻醉劑，一小劑，來自一支小針。大針則會在他用雙手確切畫出位置後刺入。他一直跟她講話，從頭講到尾——「我在找範圍……確定腰椎的頂端和底端，這些會界定出空間，第四、第五——就是這裡。」一陣屏息的停頓後，她感受到那熟悉的深沉的悶脹。針已經在她的脊柱內了。

那是透明的液體，她在注視面前的牆壁時想起這件事——腦脊髓液，跟身體其他液體不一樣。他們會檢驗它的細胞、糖和離子。腦脊髓液，把腦與脊髓浸在裡面，作為思想和愛和恐懼和需求等神經元的緩衝，擁有傳承自我們魚類祖先的適當鹽濃度，加上一點點葡萄糖——我們隨身帶著一點點古老的海洋，加糖變甜了，一如以往。

隔天早上，他傳達結果：更多好消息。沒什麼值得擔心的，毫無疑慮。事實上，他透露，那是「香檳穿刺」，意思是抽取的腦脊髓液乾乾淨淨，沒有一滴血，沒有毛細血管裂開，完全沒有紅血球細胞。他說，對第一次執行腰椎穿刺的住院醫師和實習醫師來說，這常是足以開香檳慶祝的時刻，是展現技術能力加上一絲幸運的里程碑。但對薇妮來說，更重要的是：沒有白血球、沒有發炎、沒有蛋白質、沒有抗體。葡萄糖和離子統正常。

還有一個沒那麼重要的附注：名為**細胞檢查**的檢驗仍未判定，那是癌細胞的詳盡分析，不過實驗室不認為有淋巴癌復發之虞。所以他保證，今天就會是她的出院日，他們會讓她帶一種新藥物的處方回家：抗精神病藥物。

「出院的診斷呢？」她問：「你會說是思覺失調症嗎？」

「我們仍不能肯定，不過有可能是思覺失調症。」他說。「唯有在其他原因全都排除，且經過夠久時間都還找到其他解釋時，才會應用精神病診斷。所以現在，我們會給暫定的診斷：類思覺失調症，而那可能在後續門診追蹤時轉成思覺失調症。」這前景不怎麼吸引人——薇妮不想讓那種事情發生。

香檳穿刺——我的腦感覺像香檳，她後來回房等出院指示送達時這麼想。她喜歡他用的詞彙：「香檳穿刺」，所以她開始播放較復古的過濾畫面——離開現代電子學，到比較工業革命時代的氣泡過濾，像馬修斯在思忖他的飲料時可能想像的畫面。想法的氣泡根源於深處，那些用來解釋世界的猜測——那顆螺絲為什麼在那裡，模式像是在心智的香檳杯壁核化的氣泡，如果能有其他模式之助並結合成更大的氣泡，便會迅速湧上，形成更完備的假設，更強有力地通過濾器——那濾器只能阻擋小且移動緩慢、不大可信的、找不到正當理由的東西。

湧升最快、脹得最大的氣泡，會得到較多助力而抵達杯口——知覺的邊界——唯有這時才會爆裂成意識。爆裂一發生，便不可逆。那不再是猜測，而是真理——如今分子成了心智氧氣的一部分。氣泡不可能再度成形，不可能被送回香檳。

而最重要的是，有時一些小氣泡穿不過去，會卡住。薇妮想：何不把小氣泡送上去呢？世界一直在變啊。

第十天中午，她出院了。前一天晚上，她的護士給她服了最後一劑藥錠：她從入院那天起天天拿到的抗精神病藥物，而她也獲得在家領藥的處方箋，以便繼續服用。拿到暫定的診斷——類思覺失調症，她自由了。

◇ ◇ ◇

薇妮始終沒有去領處方藥，沒有回門診追蹤，也不打算如此。她覺得自己沒事了。她一到家，就把D醫生的名片扔到房間另一頭的瓦斯壁爐旁。它落在哪裡，就讓它在那裡，形成一個白色記號，她看到就會想起來——而在此同時，她有事情要處理。

她覺得可以放心上網，甚至不擔心艾琳了。駭客的陰謀仍在她腦海，不過不再是勢不可擋的侵略，而比較像是有禮貌的訪客。她們可以互不干涉，可以在她心裡狹窄的走道擦肩而過，禮貌地點點頭。

她甚至覺得她自己的身體，她自己的界限，也比較安全了。突擊者的帽子再次束之高閣。當她重新整理櫥櫃時，無意中看到她那本老舊的書，班傑明・富蘭克林一七五五年的《關於電力的信件和論文》（*Letters and Papers on Electricity*），直接翻到她最愛的段落，他寫給L博士的信。信中描述後來被命名為法拉第籠的東西，而薇妮一邊讀，一邊再次品味富蘭克林虛偽的謙遜：

> 我在靜電支架上把一品脫的銀罐通電，用銀線吊著一顆直徑約一吋的軟木塞球，放進罐子裡，直到軟木塞碰觸到罐子底部。軟木塞不會像被罐子外壁吸住那樣被罐子內壁吸住，而雖然它觸碰過罐底，抽出來後，也不會像觸碰到外壁那樣帶電。這個事實很奇怪。你想要知道原因，我不知道。也許你找得出來，屆時拜託你通知我。

薇妮再次感到自己跟那個軟木塞的連結。在短暫、混亂地浮上，被外界現實的磁場連番重擊後，現在她已回到銀罐，防護罩，人類共有、共通的框架中。可能從來沒有流產這回事——那個想法也已與她脫離，漂走，像煤灰消散，黑暗微粒愈來愈黯淡。

回家後的第一個星期，她大吃特吃——前所未有的飢餓感。再次掌控自己的食物是種啟示，是種解脫。她煮了義大利麵，買了蛋糕。那一週接近尾聲時，一個奇怪的想法出現——她不確定自己有沒有嘴巴。就連在吃東西的時候，特別是在吃東西的時候，她也必須碰觸嘴唇來確定那是她的，而且還在那裡。

餐與餐之間，她體內的專利律師魂甦醒了，強韌堅決、煥然一新、孜孜不厭不倦。就像上班處理新的藝術領域，她每天花好幾個鐘頭在電腦上鑽研科學文獻，搜尋知識和前例。她找到一些探討思覺失調遺傳性的論文，紮實而引人入勝：眾多關於人類基因組DNA序列的資訊，龐大的科學家團隊詳盡說明數十萬思覺失調症患者體內遺傳指令的每一個字母[5]。她神魂顛倒，瀏覽研究者發現的數百種相關基因，全都在思覺失調症中發揮了某種作用。每一個基因對每一個人體都只有些微影響，沒有哪一條線可確立模式，沒有哪一條線本身可決定心智的織法，或磨損。

反之，要所有線條織在一起才會表現出健康或疾病：唯有全體才能構成完整的繡畫。在薇妮看來，精神疾病（包含思覺失調症和其他如憂鬱症、自閉症和飲食障礙）就算主要是基因決定，但多半不像手表或戒指，或控制鐮狀紅血球或囊狀纖維化的單一基因那樣代代相傳。在精神醫學，那就好像風險以一組多種脆弱性之姿，從雙親身上投射過來。每一個人的心智都是由成千上萬條縱橫交錯的織線創造，垂直交叉，拉對角形成花樣，創造出個人的斜紋布。有給蛋白質創造細胞電流的基因、給神經突觸分子控制細胞資訊流的基因、操縱神經元DNA結構進而主導所有電子與化學蛋白質生成的基因、引導腦內長程線路的基因——連結大腦兩個部分的軸突，在體內的織布機上掌控一切，指揮心智所有層面、設定特質和性情，例如容忍不大可能和怪異的事情。

薇妮明白，在一些人身上，當經緯線這樣交織，就會容許新的生存方式出現——一種恰好與對的或錯的織線組合連結的模式。未來可能發生的事，兩邊（雙親）都可以找到暗示，在那些具有易染病體質的人身上形成家族的花呢格紋。回頭看，部分基本圖案可在垂直或水平的織線辨識出來，那是作為原型模式的人類性狀。雙親世系可能都找得到夠古怪的叔叔／舅舅或祖母，他們可能任由心智鬆開幻覺的老虎鉗，鬆開舊典範的束縛緊握，緊密地、堅定地圍繞著新典範。

而舊典範愈強，有愈多社會慣性，這些局外人就必須對他們的新展望更有信心。他們的信念必須固著——一旦轉移，就永遠不放，即使沒有好理由也必須守住信念，反正也找不到任何理由。畢竟，有誰可以捍衛全新而未獲驗證的信念、反抗舊而業經確立的信念呢？唯有那些不合理地確信的人——信以為真到永遠無法證實的地步、已經有點脫節抽離、已經可以不時進入固著妄想的人。

但當兩個有遺傳脆弱性的世系交會，可能會出現如脫韁野馬的人，他允許太多想法穿過，無法掌控思想——甚至失去令他安心的幻覺，已無法感知思想的秩序與流動。這些動搖的人無法決定要揚棄哪些典範，或絕不能放哪些典範走——在洶湧的亂流中，他們連假裝決定任何事情都無法，再也無法，只能任不斷湧出的香檳氣泡不受控地流瀉爆裂。然後氣泡冒盡，那個人最後會出現D醫生描述過的負面症狀——無動機、情感平淡。

薇妮讀了更多有關重度思覺失調症的文章後，發現自己很難維護她當住院病人時的想法：這種疾病對於那些受苦的人，或對於他們的摯愛，可能有某些好處。思考障礙，D醫生所描述暗中為害最劇的症狀，若不治療，會勢不可擋地發展，直到完全崩解。思考會愈來愈扭曲，直到心智無法掌握必須做的事與連結，情緒變得平淡，不高昂也不低落。工作、清潔、與朋友家人聯繫的動力消失殆盡。心智在混亂和恐懼中浮浮沉沉，身體僵直而緊繃。如果還是不治療，病患的生命會在混亂、怪異的孤立中結束，計畫性思考的時間縮短成幾秒或更少，直到被殲滅。

薇妮記得一清二楚，她和醫生最後一次在走廊交談，她還在重複錯誤未必代表疾病時，醫生所說的話。「以這種方式容許不可能的人，或許有些會隨時間好轉。」他這麼說：「但別忘了，有些人會嚴重受創。」現在，在她的公寓裡，她想要回應，但太遲了。她想告訴他，現在她了解了，了解這不只是真的，不只重要，還應該向社區宣導——增進理解，甚至使民眾感激，讓大家能真正看見生病的人，了解他們為我們背負的重擔。

他可能會同意，但他應該不會喜歡她想說的另一件事，另一件她同樣肯定的事：身為個體，我們全都不時需要妄想。她想告訴他，每個人體內都該不時發生現實崩解。我們應認清這種需要，這種在我們自己和彼此身上的需要，像聽著音樂一樣跟著擺動，引領彼此輕快地前進，依照生命的暗示，看誰先走，誰跟上，因為沒有任何現實適用於生命每一階段的每一個決定，適用於每一對伴侶、每一群人、每一支民族。我們有腦、有手，我們也許會讓妄想成真。

而她也想像了他會怎麼反駁，因為就像世上所有優秀的律師，她也可以出色地揣摩他的想法。他會說想像一下沒關係，很浪漫，但沒有可控制的思考，缺乏計畫數道步驟的能力，人就不可能實現任何事情，不可能創造任何複雜性——而思覺失調症把那些全都關掉了。演化尚未鑽研出如何始終如一地保護每個人免於思考障礙，反倒留給人類心智一個在現代世界尤具破壞力的脆弱性。簡單和小型靈長目群體或許不需要長時間依序流動的思想，但人類穩定的社群結構，卻需要我們長久一起生活、一起工作，也容許人們進行按部就班的計畫。

薇妮知道這個看法起碼有些正確。她已經找到相當多資料支持這個概念：文明會導致思覺失調症所引發的問題，包括症狀在城市居民身上比較常見且劇烈[6]。看起來，只有輕微易染病體質的人也可能被現代生活的其他危機和壓力源推下懸崖，墜入精神病。薇妮也發現很多紀錄顯示，原本健康無虞的人在初次接觸大麻後變得精神失常，還有其他看起來純粹只是有情緒障礙（如憂鬱症）的人，這些人會產生妄想，只是因為有情緒障礙，而不是因為思覺失調症。她認為這些人也許至少有織了一半的原型模式。薇妮想，一旦經過扭擰，不管那扭擰是來自環境、有毒化學物質、城市生活或社會動盪的壓力，或是感染，施加在基因上的「二次打擊」便可能完成模式，並改變現實。

兩次打擊，這是她拜癌症所賜相當熟悉的概念。薇妮記得她十幾歲的時候問過她的腫瘤科醫師，為什麼是她？為什麼不是尼爾森或AJ、不是她最好的朋友、一逮到機會就偷偷抽菸的桃樂絲？她的醫生說，也許兩次打擊的假設可以解釋這點。也許薇妮遺傳了某個易受攻擊的弱點，但哺乳動物每一個基因都有兩份拷貝，以及其他類型的支援系統，所以癌症需要第二次打擊，導致DNA產生變化才會發生。可能是宇宙射線、從太陽遠道而來的粒子，或另一個銀河的伽瑪射線，經過數十億年穿越太空，擊中威斯康辛州某個少女某個細胞某個基因裡的某個化學鍵。隨時隨地，人人都會發生這種事，但在薇妮的細胞裡，已經有另一個問題，一出生就變異的基因。一種崩解疊在另一種崩解上；那是雙連擊，太重了，於是系統陷入惡性腫瘤的失控成長。

沒有人知道兩次打擊是否適用於精神疾病，但薇妮認為可以。精神醫學的科學還沒有發展到那裡，就她花了好幾個晚上閱讀論文和評論所知，這點十分清楚。這領域的生物學知識有限，不過的確有一些洞見。依據各種腦部活動造影所呈現，思覺失調症患者大腦各處的聯繫變了。大腦某些部分無法讓其他部分知道最新情況。檢驗甚至在幻覺期間發現，大腦各處活動的同步性出現變化，就像一隻手不知道另一隻手在幹什麼。

薇妮有好多好多問題要問，有好多好多話想說，但沒有聽眾。她記得醫生好像說過，一開始是一名脫離現實的病患把他帶進精神科。倒不是說這有多重要，不過確實有關係，而她希望他明白這件事。我們把共有的現實視為理所當然，把我們對那個錯覺的反應視為理所當然，而如果她能要他做些什麼，那就是讓世界知道一個簡單的真理：我們共有的現實不是真的，那只是共有的。

◇ ◇ ◇

回家後第二週，一個目標浮現，一位神成形，一部芒果衝壓引擎。她要寫信給他，一封鉅細靡遺的信，親筆，用擦不掉的黑色麥克筆，全部大寫，以確保毫無遺漏寫下她之前沒有時間說的、不知道如何說清楚講明白的一切。

她要告訴他更多想法，微粒的想法。有個離散的元素，月光照耀的輕柔鼓聲，一首夜曲。爪哇睡衣公主是她的新名字，這得告訴他一下。他可能不會明白，他沒蓄鬍，不是耶穌。他會用他的全名回信，不是樓層護士叫他的名字，那假惺惺的語調，很天主教的。不是那個，而是他的全名，而她會告訴他，她會說她不是達羅毗荼後裔，也不喜歡那個言外之意——厭惡婚姻。她的嗓音啞了，變成微弱的呢喃，儘管她無助的憤怒節節高漲——他這麼暗示。那對她連一千高斯的影響都沒有，她純粹又自由，不是走鋼索跳踢踏舞的蠹魚。她吃太多了嗎？貪吃。她可是被雙連擊呢。影響慢慢浮現，發洩並不容易也不向西而在西北西。她頓了一下，深呼吸，致歉。螺旋形流蘇。不管他試圖暗示什麼，都不關她的事。

手機響了，她的深處被什麼捏緊。長子查德，腸子生的。是他。薇妮伸手拿手機，又遲疑了。螢幕的另一邊。她讓他嗡嗡嗡進了語音信箱。一小時後，在她感覺手機的電容器完全放電了之後，在擴音器播放訊息。細胞學檢查的報告出來了，來自腰椎穿刺，那最後一道正式手續：「罕見的高度非典型淋巴球，與之前資料一致，受T細胞淋巴瘤侵犯。」

她一個腦袋的引擎終於洩露了它黑暗的祕密。掩蓋著，但始終在那裡，她的弱點一直守候著，像ＡＪ的動靜脈畸形。然後是二次打擊：對他來說是壓力遽增，對薇妮來說則是癌細胞，那激起香檳的氣泡，泅泳在她脆弱的甘甜海水裡。

她坐在地板上，再次回到ＡＪ的最後一天。這沒那麼難。空氣織布機的投射能跨越時間和空間。她也知道哪些絲線很重要，其中有些絲線是她的。看到銀行的時鐘，ＡＪ知道剩下的路程都得慢跑了。他一邊跑，一邊低頭看著自己和他的襯衫。上面有些烤乾的麵糰，他試著用手刷掉——大部分脫落了，但還有一些白白的東西抹不掉，而且他的手正在出汗，又讓事情更糟了一點。他該多帶一件襯衫來的。他保持穩定的速度，試著不要在接近銀行時氣力用盡。他過了南主街的十字路口，進入廣場，繞過噴水池，跟著一個拄拐杖的男人穿過玻璃門。他看到電梯，但來不及了，所以他跑上五層樓，一步兩階。他很快跑過走廊，回頭察看，確定沒有留下麵粉腳印，然後在辦公室外面停下來喘一口氣。擦了擦額頭，他環顧四周，看了牆和天花板。走廊非常乾淨而呈褐色。他想到麵包店隔壁賣霜凍優格的女孩，和她的頭髮，彎曲得像肉桂捲，又褐又穩固。他想到當他跟她要手機號碼時，她的眼睛是怎麼打量他的臉，像一隻緊張的藍樫鳥。一分鐘後他忐忑地把手伸向門，看著自己的臉映在門的玻璃鑲板上，朦朧而陰暗，感覺自己用冒汗的雙手拿著一大塊厚紙板翻過山頭，沿著夏日的斜坡滑下，像他和薇妮和尼爾森童年時那樣。爬了一大段路，他已準備好向下滑行，即將看到世界另一半的風景。那一刻，其他登山者勝利及痛苦的呼喊漸漸消逝，融入寂靜……彷彿在向那一瞬間致敬似的。門鎖著，AJ好一會兒才恍然明白門鎖著。很奇怪——門把轉得動，但門開不了。AJ渾身發抖，又試了一遍。然後他往後退，試著思考門鎖著的意義。他的眼睛搜尋訊息或紙條或線索，但什麼都沒有。也許搞錯辦公室了。他摸摸口袋掏出約見卡，但帶錯了，他拿成修理工的名片。他沒有帶電話號碼在身上，即將錯過這次花了他好幾個月才得到的面談。他頭好痛。AJ一邊按著他的太陽穴，一邊往回走。他慢慢下樓梯，膝蓋發軟，感覺到奇怪的洪水洶湧而至。大廳籠罩黑霧，什麼都看不清楚。他好害怕，盡可能鎮定地穿過大廳，出了大門。太陽很熱，卻暗淡無光。他的手腳都在抖，但他還是慢慢走到廣場的噴水池。他搖搖晃晃繞過水花，等著過南主街的馬路，看著經過面前車子裡的一張張面孔。他跪了下來，他想起他曾經看過一隻鳥撞上玻璃公車站。牠用翅膀拍打滿是灰塵的人行道，拍了一會兒，飛不起來，只能眼睜睜望著，凝視著其他鳥兒飛過，心無旁騖投入自己的生活，被陽光鑲上光暈，交配、進食、築巢、歌唱。薄暮似乎加深了每一樣東西的顏色。他想，如果他能回到麵包店，或許可以見到賣霜凍優格的女孩。我想跟她一起待在那裡，他這麼想。那是個緩緩的下坡，如果他站得起來，他只需要往前擺動兩隻腳，一隻接著一隻，就可以差不多像滑行那樣了。車子裡的面孔都回家去了……門不會開。門鎖著。他頭痛得更厲害，而且蔓延開來。到處都是乾淨閃亮的玻璃，彷彿根本不在那裡似的，鳥撞上，到處都是玻璃。走廊又長又暗，又褐又穩固。原本看得見的東西，不容易再看見了。那隻鳥有點像鴿子，讓他想起薇妮，他一直好擔心她。當他俯身，那隻鳥直直望著他，就跟薇妮一樣，堅定不移，只有她會這樣。等牠過去，他緊閉雙眼，等著。他跪著，然後整個人趴下去，然後她就在那裡陪他了，用一對翅膀輕輕撫平他的前額。

6 圓滿成功
Consummation

長別了，幸福的樂土，
歡愉所永居：福哉，恐怖！福哉，
冥府！還有你，深沉的地獄，
且歡迎你的新主：我如今
得帶個心來，不因得地點時間改吾平素。
吾心是自家的宅宇，
它可以化地獄作天堂，也可以化天堂作地獄。
我但得保吾舊故，
縱易地，又何殊？
且若只除那挾持雷霆的愧不如，
我又何嘗改變差毫許？

你我如今在此居，
至少得逍遙自主；
那萬能者造地獄，諒無可羨妬，
將不致把我們斥逐驅除；
故你我於茲長主權，庶幾能鞏固；
若依我取去，以為縱在地獄：
這主權也值得我們霸據；
蓋與其服役在天庭，
不若掌權在地府。

——約翰・密爾頓（John Milton），《失樂園》（*Paradise Lost*）（中譯引用自傅東華譯本）

我和那名醫學生準備離開。我們跟艾蜜莉交談的前九十分鐘無法促成任何了解，也未顯示住院具有任何功用。住院精神科主任直接准許她住進我們的開放式病房，沒讓我一起判定該不該讓她住院。

艾蜜莉十八歲，法律上已成年，但仍比我們其他住院病人年輕許多，假如早幾個星期出現，就會被送去兒童精神科。一開始的主訴上課坐不住，其實是她父母提出的，而對我來說，這種情況似乎比較適合去兒童醫院，而非我們急性成人住院的服務範圍。

入院檢查期間，我們發現艾蜜莉曾是最優秀的學生，但後來一堂課整整五十分鐘變得太長。這學年開始，她不知怎地生出上課中途得起身離開的需要，一個多月後更變本加厲到完全不去上課。沒有人知道為什麼，她也不說。不過我們知道她深諳詩和文學，也曾贏得壘球（擔任投手）和競技馬術的獎盃。

在我們面談期間，整形外科病房服務員呼叫我好幾次，因為我們有個病人需要轉送的指令才能在臀部手術後送回精神科。在這節骨眼，跟暴躁易怒的整形外科配合，似乎比繼續跟艾蜜莉面談更有生產力，畢竟他們想要的是我可以提供的東西。我們開始慢慢把椅子轉向艾蜜莉房間的門——試著不要表現得太匆促，並保證會回來。

「還有一件事。」艾蜜莉說，於是我在門口轉身。她盤腿坐在鋪得嚴實的床上，正把兩臂伸到頭頂，合成拱形遮擋從窗戶射進來的陽光。「我真的覺得現在不該放我一個人在這裡。」

好，總算有進展了。開始自白了，內在風暴終於爆發。我等她說，不發問。

艾蜜莉灰藍色的眼眸斜斜看著我，微微一笑。她沒有再多說什麼。沉默蔓延開來，充塞整個空間。壓力累積，但沒有帶來狂風暴雨。

我環顧房間進一步了解狀況。是有點怪：她還沒打開的行李、筆記型電腦和電話整齊地堆在床邊的桌子上，即便是在開放式病房，這也不是典型的個人物品畫面。不過我可以理解——我們通常精心安排的整個入院程序出現了偏差，因為這次入院的性質著實不尋常。她剛入院，連護理長都還沒見過。

我回頭看著艾蜜莉，等她繼續說下去的時間比平常來得久，刻意為那名醫學生示範怎麼讓病人自己把話說出口——示範如何不預設框架，以免不慎讓潛在問題變形成我們自己創造的東西。

然後，沉默本身終於變成一種聲音——負面的、心煩的，甚至帶點敵意。「好，艾蜜莉，我們聊聊吧。」我說。帶著學生，我別無選擇，只有回到房間。我們回到我們的椅子坐下，白袍像垂下的木偶牽線落在我們身邊。

不只是我們的病史詢問無法推測嚴重的精神狀況，艾蜜莉的門診實驗室檢測也顯示正常，例如沒有葛瑞夫茲氏病（Graves' disease）造成的甲狀腺機能亢進——這種病或許可解釋躁動不安。由於資訊匱乏，我的診斷思維感覺分散而難以成形——主要跟焦慮有關，或許是社交恐懼症或恐慌症。但她沒有顯現任何與焦慮有關的症狀。我也考慮ＡＤＨＤ（注意力不足及過動症），並一一核對了與這個詞彙有關的症狀，這是精神醫學為我們仍在努力了解的狀態所使用的諸多架構之一，而這些架構也還在演化。因為洞見來自研究，我們知道我們的模型和術語會在一個世代裡被修改、拋棄和取代，然後在下一代再被修改、拋棄和取代。但我們使用這些模型和術語，是因為它們是我們現在所擁有，有助於引導治療和研究。每一個診斷都是隨著一系列症狀和標準而來。在艾蜜莉身上，一個也看不出來。

我用問題直接刺探這些可能性，還有較不直接的方法，例如需要由病患填補的開放式停頓，但毫無重大發現。她有輕微憂鬱，但從未有自殺念頭；有一些在她這種年紀非常普遍的飲食障礙特徵；還有一點點強迫症特質。但我們無法處理核心問題，無法處理主訴；我們無法解釋她為什麼在課堂待不下去。要到我們已經往門口走去，認為我們的診斷只能留空——**非特定的焦慮症**，真正的對話好像才要開始。

而現在，隨著她隱晦地重啟這場面談，新診斷像賽馬衝出起跑門一般熱切地奔馳——但隨後全部絆倒，撞在一起。那些簡單直截的診斷這會兒更不相干了。要是她有意自殺，就不會希望有人陪她坐。倘若她有精神病，會更沒有條理，更諱莫如深。最後，邊緣型人格障礙的患者不會這麼客氣退縮，可能更直接在一開始就談到被遺棄的感受。

不論她體內到底有什麼樣的失調，那都既微妙，又強勁。她看起來身體健康，且似乎沒有在受苦，但已經有什麼擊倒她強有力的心智。在這個發育與受教育的關鍵時刻，艾蜜莉最大的優勢被奪走了。通往未來的護照，已經被一個她認識的扒手，她正在保護的小偷，從體內偷走了。

當她的最後一句話仍迴盪在我們之間，她發生了別的事情，她讓我看到的學業運動兼優的自我，她健康而性急的表面，發生了別的事情。就一眨眼，面具便搖晃掉落，就一瞬間，一切變得如此真實。雖然她照她所知道的說了實話，但她的眼角和嘴角有一絲絲扭擰。她給我看了某樣東西，而那有點好笑……但沒給我看太多，因為，呃，她畢竟還是青少年，而那畢竟令人困窘。

「為什麼不該放你一個人在這裡呢，艾蜜莉？」我問。

她沒再說什麼了。她用手指在拉得嚴實的薄床罩上勾勒形狀，用眼角餘光瞄我。艾蜜莉說了重要的話，但看起來也有個暗藏的玩笑，她想要分享的玩笑，沒有解釋。這是偽裝精湛的裝病，出自機靈的系統操控者，為我未能察覺的目的而裝嗎？或者這是比我所能想像更陰暗的幽默——對她毀滅性的那一面進行病態評論，懷著自殘的渴望。她一直在對抗一個披著斗篷的鬼魂，卻無法揭露自己，起碼在我們離開的那一刻現場放鬆下來之前，她無法說出口。

沉默十秒鐘。再來呢？我這兒有個盟友，桑妮雅。我轉頭看她。

桑妮雅是醫學生，也是實習醫學生——高階的，也被要求言行舉止要像訓練有素的實習醫生，假扮更高一級，彷彿她有醫學士的權威來制定治療計畫和寫醫囑。實習醫學生被期望在每一個場景演得像醫生，直到真正簽下每一份醫囑的那一刻——這是相當具挑戰性的角色扮演，設計給已決定專科、聽見召喚，開始尋求歷練的醫學生。這是一條很難走的繩索，要表演權威，卻沒有真正的權威——需要自信、社交智慧，以及把事情做對的天分。長處。

桑妮雅夠強——大膽無畏、腦袋靈光、很會寫東西和講電話、善於讓事情發生。從她一進團隊就很明顯，雖然在更嚴厲、更二元的時代念完醫學院的我，試著不要在新成員輪調進入住院照護服務時太快、太武斷地歸類：他們都是新面孔，是白紙，是既有成員不認識也無權挑選的人，卻直接闖入急迫的生死決定之中。當我處在她這個階段時，團隊中沒有人真的在乎新來的學生可能多有創造力，或發表的論文品質如何——這些都無關緊要。會起作用的是一個截然不同、先前從未存在於醫學生生命的分類。最重要的只有嚴酷的標籤：這個新來的學生是強還是弱？

團隊會聯手做倉促的判斷，對也好，錯也好，總之要快。醫學生一般不會認為他們初入團隊的前一、兩次行動有多重要，但在那一、兩次行動中，他們已經被貼上標籤了——這樣或那樣，不管有沒有人說出來。如果任一支團隊出了什麼差錯，這些標籤都不會被撕掉，因為學生固然會在一個月後調走，繼續擔綱新的角色、有新的成長、發現新的長處，但對於待過那支團隊的人來說，那個月的時間依然凍結，永遠不會融化。低潮時我會懷疑：在多少資深醫師的心目中，我仍被歸為其中一個類別——強還是弱，沒別的？在遇見艾蜜莉之前，當我還是開始臨床輪調實習的醫學生時（並將外科輪調提前，因為我確定我的住院實習會是在神經外科），有太多機會可以表現軟弱了。

那時我的腦袋還陷在博士學位的五里霧中，那屬於抽象的神經科學，不管怎麼看都與臨床無關，而且我不只一點點叛逆，我還固執、不願接受或配合醫學的公理和儀式。出於抗拒，我面對醫學傳統時很遲疑——不過有時我的風格剛好符合團隊利益。在較早的血管外科輪調，我不知道自己在幹什麼，但碰巧第一天上午就問了一個有趣（雖然有點惱人）的問題。於是同一天下午，住院總醫師就跟主治醫師介紹我是「新來的醫學生，強的」。主治醫師回：「很好。」他們錯得離譜，但此後便沒人干擾我——我融入，度過愉快的一個月。那個學生很強。那支團隊，這會兒穩定下來且貼好標籤，繼續衝鋒。

後來，在我擔任住院及主治醫師的歲月，我把自己視為一種變革文化的一分子及支持者，而那種文化能包容某些複雜性，置身其中的醫師承認這個世界需要不只一種治療方式。總之桑妮雅一點也不弱，所以當我轉頭看著她，不知如何是好，就是在召喚她處理這種不知名領域的多項長處。我們已經在同一支住院團隊共事兩個禮拜，已有時間相互了解。她跟艾蜜莉算同一種學生：學業發展類似，多元且精通文學，成績優異。

那一刻我們交換了許多資訊——桑妮雅跟我一樣一言不發，但她把眼睛稍微撐大，盯著我的眼睛，暗示我們該更深入探究。

回頭看艾蜜莉，我沒見到一絲恐懼、一絲驚慌、一絲憤怒。她反而流露出某種緊張的興奮，彷彿準備好出門第一次約會——喔不，比較像外遇。於是我明白了。某種表徵，艾蜜莉自己的表徵，可以投射到我見過且儲存於心底的他人身上；那是來自很久以前我服務於青少年急性病房的時候，而只要這裡和那裡稍微彎折一下，畫面就完全一致了。

房間裡還有另一個生命體跟我們在一起，一個她需要、害怕而離不開的生命體。艾蜜莉開誠布公指給我看，因為那沒關係，因為不論她或者我或者任何人都無能為力。她確實有個殘暴的約會計畫；那一定會發生，沒有人能夠阻止——但她希望有人知道，有人見證。她說的是直截了當、未經變造、單純簡單的實話，是一個世代向另一個世代陳述不容爭辯的客觀事實——只是在告訴我世界真實的樣貌。真相是：她不想要一個人，但該害怕的人是我。

◇◇◇

在此之前，我治療過許多飲食障礙的病患。我在兒童醫院急性病房待過好幾個月，那簡直就是厭食症專科病房，而我在那裡見到從輕微不適到瀕死的病患，聽過青少年用五彩繽紛的語言來形容神經性厭食症和心因性暴食症。有些在輕微那一端的病患甚至把兩種疾病擬人化成安娜和米亞，但在嚴重那一端的病患大多會放棄所有隱喻的矯飾。

專攻這個領域的精神科醫師有深厚的智慧和經驗，但是他們的理論概念（一如大部分精神醫學），卻從科學理解的岩床拔了錨，而不論精神科或醫學，我沒見過比飲食障礙更大的謎團。整個生物學也沒有。

在艾蜜莉身上，我謹慎地察覺到自己正考慮做這種診斷，因為同一時刻我在開放式病房還有其他這類病例，在這相同領域的其他病患。例如彌加——藝術商、以色列基布茲公社（kibbutznik）居民、眼睛跟擦鞋童一樣黑。他留著尖而仔細修整過的翹鬍子，瘦得令人膽戰心驚，有根管子蜿蜒爬上他的鼻子，又爬下他的喉嚨。彌加活在一種非常深重而嚴厲的關係中，同時有兩種疾病，厭食症與暴食症。結果是導致極端到危險的體重流失，矛盾與衝突耗盡了他的元氣。滿足這兩種疾病的需求，給予兩者所需要的時間，成了彌加的全職工作。

神經性厭食症通常被擬人化為殘酷而強硬、暴躁如公爵夫人的女孩，冷淡又嚴苛，把臣民鎖在認知掌控的冰冷墳墓裡。為了堅稱自己不受求生動力約束，為了將飲食的本能重新建構成從自我之外冒出來的敵人，厭食症必須變得比病患所知或所感受的任何事物更強大，而病患也開始強化自己——他們必須如此，才能化身為這麼強大的東西。

藉由厭食症，他們掌控了成長和人生，因此似乎也掌控了時間。厭食症妨礙年少病患的性成熟、減緩成長，也無法用藥物治療。沒有藥物可以幫助病患脫離它的掌握，因此只能採取孤注一擲的措施。當我們看著彌加的心跳和血壓低到令人咋舌，為他憂心不已，他會允許我們插入鼻胃管來把一些熱量直接灌進他的胃。但一旦丟下他一個人，他就會把管子拆掉，有時我們甚至來不及把東西送進去，只好經歷更換管子的過程。當我們重複這些動作，他面無表情地觀看，我簡直可以聽到厭食症在彌加心裡嘲笑我，我們三個都知道我要做什麼，我們三個都知道他要做什麼，他們兩個暗自竊笑，笑那個揮舞管子賣藥的笨蛋。

暴食症又不一樣。暴食症帶來令人興奮到發狂的報酬，不將食物攝取壓抑到最低，反而限定要吃到最多——暴飲暴食、清空，再暴飲暴食。暴食症似乎創造了比厭食症正面的連結：它可以搔到皮膚底下兩公分的癢，留下乾淨、健康的表象，又提供最原始的獎勵。暴食症能給你好多好多，沒什麼可以限制它，除了你死前虛弱、扭曲的身體裡會留有大量的鉀。不管化為哪一種形式，暴食症都知道你真正想要什麼，使你興奮和傷害你的方式比厭食症更多，而最後你只有死路一條。

厭食症和暴食症，這對不共戴天的死敵兼盟友都被憎恨又被接受，都是疾病、欺騙、獎勵的纏結。它們的居所比多數精神疾患更遠離醫學與科學的勢力範圍，部分是因為有某種合作關係在病人和疾病之間落地生根。有時像暗戀，有時心懷敵意，有時但求實際

——就像現實世界的許多雙人搭檔，它們與病人的夥伴關係是經由一種強與弱的生動辯證所塑造的。而雖然沒有藥物能治療這兩種疾病，超越藥物的東西卻可能抹去朋友或敵人，話語可以觸及它們，就像人類可以相互聯繫。

這些疾患強勢且可以具有人格的這個事實，營造出一種不同於其他精神科疾患的情境，甚至在廣泛的醫學中都是獨一無二。致癮藥物，在物質使用障礙（即物質濫用）的背景下，是最接近這種操控性外部力量的概念，只是人際連結比較弱。飲食障礙則同時行使兩種力量：支配的權威和個人的親密。

厭食症或暴食症的力量一如藥物成癮的強制力，可能是源於最初（即使只是片刻）同意被支配。後來這股權威變得有害；隨著時間流逝，患者失去自由，與疾病變得親近，愈來愈親近——最後，就像一對雙子星，像孿生太陽繞著彼此旋轉，被困在一座引力井，一個又深又黑的洞穴，每一次循環都摧毀更多物質，逐漸崩解成一個奇點。

我曾在兒科病房見過最嚴重、最具毀滅性的厭食症類型——這種疾病大多住在青少女體內，同時吞噬病患與家人。這些是我見過最獨特的致命動能，混雜了愛與怒，爸媽發狂似地餵食子女，對這頭莫名其妙的怪獸滿懷憤怒。家人會交相指責，從暗示、挖苦、拳腳相向到猛烈爆炸不等，因為沒有別人可以接觸，沒有其他方式可以理解他們的孩子為何日漸消瘦，為何明明身邊都是食物卻不肯吃。在精神醫學方面，只能靠理解來因應（甚至無從治療）的人類受苦，沒有比這更明顯的例子了。

這些都是堅強的孩子，是風雲人物，是表演家，各方面都嚴守紀律、被深深愛著——卻餓到腦子逐漸凋零，開始萎縮，在頭顱裡一層一層剝落。他們變得虛弱而冰冷，心跳減緩到每分鐘四十甚至三十下，血壓低到量不出來，甚至找不到——生命的生物學緩慢到幾乎凍結，成熟被遏止，甚至反轉，這對疾病／病患拍檔拒絕青春期帶來的要求和女性化，包括長大、成年期、體重等，這些共同敵人合而為一，一起被視為外來勢力抵制。他們年紀十五、六歲，外表和舉止仍像十一、二歲，卻善於社交，即便身患重病仍口舌便給，應付小團體和文化遊刃有餘，善於說理，偏偏不會解這題最簡單的數學、生存的基本拓樸學——攝取食物。

很多人來到死亡邊緣，有些則真的殞命。到底為什麼，家人問。拜託告訴我們。何不先問患者——疾病的宿主？任何用言語表述的事物都有助我們理解，就算（或許尤其）是孩子並不複雜的語言和觀點。但厭食症的症狀，一如任何精神疾病的症狀，卻是病患難以解釋的。我們無法指望厭食症患者提供解釋，就如同無法指望思覺失調症患者回答手被外界控制是什麼感覺，或要邊緣型人格障礙患者細述割膚的興奮和解脫感。有些人就是無法照他人期望的那樣活著。

隨著家人和醫生試著介入，企圖干預，患者／疾病拍檔會發展出欺騙和閃躲，從內部不斷鞭策，愈來愈劇烈。他們一起重新建構欲望，重新塑造需求的意義——就像冥想或信仰能夠做到的那樣，但無法長久維繫。厭食症很強勢，但會引發脆弱，會以致命的方式捍衛自己。厭食症會在鏡子面前大聲說教，然後，下了講道壇，還會用偷偷學到的嗞音字彙喋喋不休地呢喃——他們是內心的模仿者、騙子、江湖術士，會一直講到謊言被接受為止。這種偽裝一開始是因為有用而取得優勢，但隨後會迅速增長來因應巨大的任務。一旦得到委託，這些神經的傭兵不但不能召回，還會失控地迅速集結成一支凶殘的軍隊蹂躪鄉間。

這些不是簡單的妄想。最後，病患多少會知道，但不了解；會察覺，但控制不了。那些想法會像一層皮，像戰鬥面罩，經火熔黏上生命的臉孔。那是個謊，卻在病人生命中每一個重要層面都產生難以抵抗的影響力，在臨床上，則以思想、質量、行為的形式來測量。醫師會誘出並記錄厭食症的思考方式、扭曲的自我形象——病患說的和相信的是一回事，身體質量指數報告的卻是截然相反。病患的行為也可以被測量——我們可以追蹤病患的食物攝取限制，嚴密計算所有細微的熱量差異。

全面性的認知和行為療法或許有助於治療厭食症[1]，特別是長期使用，連續好幾個月，運用文字、建立洞見，慢慢改變病患體內的扭曲。治療的目標在於辨識並處理相互糾纏的行為、認知、社會因素，並以少許強制手段監控營養。藥物不是用來治療，不是為了攻擊疾病的核心，只是為了減輕症狀，例如一般會使用調節血清素的藥物來治療時常並存的憂鬱症[2]。一些病例會提供抗精神病藥物另外鎖定多巴胺訊號，或許也有助於整理思緒、打破扭曲的堅固循環及鎖鏈；這些藥物也可能促使體重增加，讓原本有害的副作用在某種程度上變成附加利益。

患者的處境堪慮。如果算進醫學併發症的死亡率（與飢餓有關的器官衰竭），再加上自殺，那麼各種飲食障礙的死亡率領先所有精神疾病[3]。備受折磨的人體各處挨餓細胞的衰竭會導致衰弱和死亡。導致抑鬱和自殺，若第一個失效的是腦；導致感染，若免疫系統動搖；心搏停止，若心臟內已因營養不良而衰弱的電傳導細胞再也應付不了血液中扭曲的鹽分——離子濃度失衡，數十億年前在我們演化的海洋，由溶入海裡的岩石設定好的濃度，如今在日復一日變幻無常的飢餓中悠游擺尾，不斷波動、變淡。

不過對倖存者而言，這位體內暴君的掌控力會隨時間衰退。病患可以自由翻騰，強行施加新的思考和新的行為模式——或許是另一層遮掩，但多年以後，終究來到某一刻，那時這段故事就可以當成噩夢來講述。

◇◇◇

藥物對暴食症（我懷疑這就是艾蜜莉的祕密）跟對厭食症一樣，都打不中標靶——

可以減輕一些共病的症狀，但完全無法命中核心。暴食症也是離子失衡的殺手——清除行為會引發鉀和心律劇烈擺盪。暴食症有時會跟厭食症結合，就像彌加的例子，聯手創造出液體和帶電粒子更極端的轉變，並導致鈣和鎂紊亂，干擾心、腦和肌肉等易興奮組織保持穩定所需的礦物質。這些顫動、產生電訊號的細胞需要鈣和鎂才能運作正常，否則會產生一陣又一陣的自發性活動：肌肉顫動、心臟心律不整、大腦癲癇發作——有些會以死亡收場。

清除可能有很多種形式：催吐、通便，甚至過量運動等任何會降低身體質量的事情。這樣將身體質量存進帳戶，之後就可以提領出來，也就是開始進食，通常是暴飲暴食，把盤子裝滿再裝滿，享受因鑽漏洞的興奮而翻倍的熱量獎勵，知道反正會再清除，知道清除勢不可擋。

我在服務兒科病人的那段時間得知暴食症的衝擊，那興奮的折磨，而這裡，既然在艾蜜莉身上見到，我想讓她知道我所知道的事。假如我是對的，如果我們可以對彼此坦誠，或許我們可以建立某種合作關係——治療同盟。在那之後，就是後勤的問題了：開啟某些基礎療法、建立一些病識，等幫她準備好適當的門診或住院的治療計畫，就可以出院了。

「你可以跟我們說說它的事嗎？」我終於催她了。「看得出來你需要。」

這會兒她完全避開我的視線，回去看床單。「我沒辦法，真的。」

「那跟你沒辦法待在課堂上有關係嗎？」我很快看了強者桑妮雅一眼。她看起來深深著迷。

「嗯，差不多。」

是該再加把勁的時候了，在住院病房，我們不像門診治療有好幾個星期或好幾個月的時間，何況還有其他病人。「艾蜜莉，你剛剛提到很久以前，你有時候會在吃完大餐之後嘔吐。」她之前形容那是久遠的事，無關緊要，與目前的症狀無關，但現在，那成了離開課堂的合理原因。「可不可能又發生那種事了？」她的手指，之前一直在床單上畫著無限大符號和拋物線，現在停了，她的眼睛仍看著床，現在固定在一點，凍結了。

「如果丟下你一個人，會發生什麼事呢？」我問。她抬頭看桑妮雅。

「我不知道。」艾蜜莉對著桑妮雅說。「也許沒問題，但也可能不是。」

我故意停頓幾拍，在椅子上移了一下。桑妮雅抓住這個機會回應，她說：「艾蜜莉，你希望我坐在這裡跟你聊聊嗎？我想醫生很快就得去看別的病人了。」

「當然行啊，不是什麼大不了的事。」她說，聽起來有點缺乏自信，但那卻是最要緊的事——艾蜜莉似乎想改善情況。整形外科又呼叫了，我真的得離開，但我把桑妮雅留下來發掘更多真相，發展她的新技藝——既然現在方向已經明朗。我把釦子扣上，跟她們道別，拖著腳步出了房間。現在不必趕了，同盟需要時間和空間來成長。

在前往整形外科手術室途中，我回想彌加和艾蜜莉截然不同的外表。彌加同時受厭食症和暴食症所苦，不過他的暴食清除策略不包含嘔吐，而是一有機會就走路：來回踱步、兜圈子，甚至連坐的時候都要偷偷繃緊腿部肌肉，想方設法燃燒卡路里。屬於隱密、微妙的清除，不是典型的暴食症，且整體而言他似乎主要受厭食者支配。他是內在導向型的人，像一捆緊緊綁在一起的枝條。

艾蜜莉跟他迥然不同。她強勢、外向、活力充沛，體重在最健康的標準——雖然，誰知道，或許她也是從一種疾病擺盪到另一種。在我們面談期間，她提到早些年的熱量限制模式。

儘管這兩種疾病、這兩名患者看來如此不同，但其中有共通的生物學嗎？厭食症是嚴格的會計師，追蹤每一大卡、每一克，壓抑食物的獎勵；暴食症則是擁抱、放大自然獎賞，透過一大堆熱量激烈地重覆。但兩者有相互矛盾的共通性——兩者仍能共存，甚至互相合作。兩者都願意索命，不過這種並存在我看來有更深的意涵；兩者都會實現有毒的解放，都在展現自己能夠掌控自身需求。

除了人類，還有哪種動物的腦可能讓這種事情發生？在演化的哪一個時刻，力量的天平終於傾向認知，讓認知變得比飢餓來得強大？我們無從得知，但我猜那不可能早在我們人類出現以前，不可能早在我們成為現代人類以前即已存在。光是想要這樣是不夠的。想要超越生理需求——這很平常，且普世一致。難就難在怎麼超越，尤其是超越任何像進食這麼基本的需求。但現代人類的心智擁有廣大且多功能的儲備，隨時準備派上用場，等著解決任何問題，包括計算、寫詩、太空旅行。

原動力或許是從橫跨人腦豐富地貌的許多不同區域汲取。反抗飢餓不是小事，但對於一個有九百億細胞的國度來說，喚起實力雄厚的百萬大軍或許不是太難。許多不同腦迴路甚至能憑一己之力揭竿起義：每一個本身都是龐大而聯繫良好的神經結構，每一個都會改造自己的機制、自己的文化、自己的優勢。

於是，不同患者可能會採取不同途徑抵達厭食症，取決於個人獨特的基因和社交環境——如同許多精神疾患，厭食症可能涉及的基因如此多元，已暗示其複雜性[4]。某個病患可能透過徵召致力於自制的前額葉皮質迴路來組成抗餓大軍，另一名則可能透過深層愉悅迴路和生存／需求迴路進行無師自通的交叉連結，學會把愉悅的屬性附加於飢餓上。還有些病患，例如彌加，兼有暴食症和厭食症，同時處理兩種動作和思想，可能是透過召募節奏生成迴路——位於紋狀體（striatum）和中腦、為重複性行為循環而建的古老振盪器，來找到途徑。透過強制性運動來控制腦幹和脊髓的步行節奏，可以收服令人愉悅的計數節奏，包括腳步和熱量[5]。有暴食症也有厭食症，彌加兩者都會數——攝入的熱量和踏出的腳步，滴答，滴答，滴答。彌加為兩者編製了柔和的重複節奏，兩者粗略織成、環環相扣的紋理，吸收了他的所有血液和鹽分。

「重複」極引人入勝。鳥類反覆理毛時（把羽毛維持在適合飛行的形狀），並不需要意識到這樣做背後的理由。演化賦予動力，不需邏輯也不需理解，把行為打成環，從前到後，周而復始，令人愉悅而無法解釋。或者像地松鼠、獾、地穴蜘蛛等反覆挖掘的行為。這些物種都將挖掘的節奏鎖定在本身特定的頻率上，即中樞模式發生器調校過的神經循環。或是像我們這種哺乳動物的抓撓（每種動物都有不同的搜抓動作）——找出、除掉寄生蟲，深受抓撓帶來的快感獎賞所驅使，一旦開始就很難停下來，就算皮膚受傷，必然受傷，反而愈抓愈快、愈抓愈猛。效價徹底翻轉——皮開肉綻的痛，現在成了露骨的獎賞。

我們的大腦也會表演更複雜的節奏，跨越時間與空間，運用這些基本活動的隱喻。計畫與引導我們伸手抓撓的前額葉皮質不但與更深層的紋狀體夥伴步調一致，也是安排日常事務、季節儀式、年度週期的執行官。節奏的獎賞會在每一種時間尺度，以及幾乎每一種人類作為上顯現：編織與縫合、音樂與數學、規劃與組織的概念儀式。不只是行為，重覆的想法也可能變得像抽搐一樣具強制性；把古老的節奏拓展成新型態的概念挖掘，或許幫助我們建立了文明，但當節奏變得過於強烈，我們有些人就會受到連帶傷害：強迫症一般的潔癖、過分敏感的反擊者、拚命打扮的人、分分秒秒監督的人，所有綿綿無盡受苦的人。

我一進整形外科部門，呼叫器又響了，是精神科住院醫師辦公室。我去最近的護理站拿起電話回撥。是桑妮雅。「她不見了。」

「呃……什麼？不見？」

「你一離開，她就說想把她的問題畫給我看。」桑妮雅聲音顫抖，氣喘吁吁，音節與音節間流露恐懼。「她請我去拿麥克筆，所以我去住院醫師辦公室，拿了就回來。」她已經想像過診斷的興奮感，或許是一篇可發表的病例報告、她住院面談的一場史詩般的勝利。「我不過離開三十秒，回去她就不見了。她不在留置名單，所以沒有人監視，也沒有護理師看到她離開。」

「我現在就回去。」我說。「留在原地，沒問題的。」沒問題才怪。我完全搞錯了。艾蜜莉是最狡猾的精神病性憂鬱症，有自殺傾向，但夠機警地阻撓我。她用暗藏的詭計製造出獨處機會。我一直能察覺她有股終獲解放的興奮，但卻不知道實情，也誤診了。我的紙牌屋垮了，而我要負責任。我三步併兩步回那個病房，差點沒用跑的。弱者。

◇ ◇ ◇

情況頗為複雜，但桑妮雅是對的：我們無法掌控。艾蜜莉十八歲，並非依法留置。她從未顯現自殺傾向，有來去的自由。我們別無他法。

我們在病房轉來轉去，尋找線索。她什麼也沒拿，筆電和電話仍在床邊我幾分鐘前看到的位置。不是不遵醫囑的人一般會有的作法，如果她只是要回家或去朋友家的話。沒時間，也沒必要說出我們最深的憂慮。

我們呼叫主治醫師，告知最新情況，雖然他一樣什麼也沒辦法做。一切只能靠我們，靠我。

才過十分鐘。醫院仍關得緊緊的，就連沒有急性病房的地方，窗子也大致密封了。如果目標是自殺，不清楚她會走哪條路線。我們是在二樓的開放式病房──我知道怎麼去五樓的屋頂，穿過我們住院醫師健身房的隱密通道，但她不可能自己找到那條路。銳利的邊緣……醫院自助餐廳，一樓，幾乎就在我們正下方？或者更糟的，過了自助餐廳，有個陽台，可俯瞰廣大的中庭──從陽台到下方的地下樓層要走很長一段路。她可能在三十秒內到那裡，而一到那裡，任何事，什麼事都可能發生。

桑妮雅知道情況危急，而且感覺到了。她面色凝重，而我看得出來在那樣的外表下，失敗和自我懷疑的斷層正在爆裂。「好，她說不定只是去抽菸。」我說，盡可能帶著安慰的語氣。「事實上，說不定整件事就是這樣──學校的事也是。」那貌似有理──靈光一閃，帶我回到住院醫師訓練的第二年，我被分娩生產病房驚慌失措地叫去；一位新生兒的母親剛動完剖腹產手術就要求離開，整個樓層一陣騷亂。我是以照會聯商精神科醫生的身分被叫去的，而產科住院醫師說：「我不知道，請給她強制留院或什麼的。」在用病患的母語跟她談了不過十分鐘，我就找到真正的原因：她只是需要出去抽根菸，只是羞於啟齒。那場小小的勝利讓我回味好多年，部分原因是那具體呈現了一個不尋常且反覆上演的終身主題：我發現只要讓人們開口說話，就一定可以找出真相。

但這一次不是，艾蜜莉的情況不是那樣。如果你是迫不及待要偷溜出去抽根菸，你不會要權威人士坐下來陪你。不過我暫時把那想法留在心裡。「別放棄，我們分頭進行。」我對桑妮雅說：「你去急診室和停車場看看，我去一樓另一側。別用跑的。」接獲任務，桑妮雅的高馬尾發狂似地不斷在空中畫著水平8字，然後消失了。

她一拐彎，我便快步走向手扶梯，試著在下樓時表現出專業的冷靜。十秒到自助餐廳，二十秒到中庭。我向右轉，還要過一條走廊。數我的腳步。注意聽有沒有尖叫聲。滴答、滴答，每一步都是小小的勝仗，每一步都燃燒卡路里。每一步都是勝利。沒有人可以阻止你邁出更多腳步——一步一步更接近死亡。

我曾如此接近，但我背棄了我不配得到的天賦，我一生躲不掉的主題：人們似乎會對我吐露心聲，而這一次，某個需要幫助的人已開始連結，我卻走開了。為什麼？只因為整形外科為了明明可以等的轉診，太頻繁地呼叫我。

這裡。這個轉角的銳利邊緣，陽光照耀的自助餐廳入口。我任自己想：真是美好的一天，一如這裡的每一天。陽光進來了，但我準備迎向黑暗，迎向那隻烏鴉般的暗影鳥。

當我再次右轉，陽光從自助餐廳的露台流瀉而入，而她就在那裡，我前面不到一隻手臂的距離。我們差點相撞。

她被攔截了，在匆忙走出餐廳入口時被攔截了。我們站在那裡，四目相覷，然後一起往下看。她鬆口氣，咯咯笑了。她手裡拿著一盤食物，堆得很高，就建築學而言幾乎不可能的高。炸雞腿、蛋糕、披薩——一座單純卡路里的大廈。

她後來告訴我，這是她十分鐘內的第三趟來回了。躲進餐廳、堆疊食物、回頭從入口出來而沒付錢——到露台吞吃、清除再回來。是個獎勵與釋放的循環，沒有結果——但希望，也需要被抓到。鑽漏洞：戰勝了身體，也戰勝了身體質量平衡的方程式。真相就是如此，她停不下來。但她覺得這很瘋狂，知道這很危險，所以不想獨處。

◇◇◇

那天晚上我當值，而第一個安靜的片刻，我穿過待命室（住院醫師可趁入院和看診的空檔在這裡小睡幾分鐘）附近的那扇門，獨自走上屋頂，進入混凝土和圍欄和通風孔構成的廣袤空地，月光皎潔。偶有寧靜的夜，我們——兩三個人，住院醫師或實習醫師或學生，會一起上去，坐在星光下，穿著我們薄薄的刷手服靠在硬硬的金屬鷹架上。

屋頂不舒服，但有避難聖所的感覺——遠離塵囂，直到下一波召喚與呼叫爆發。那天晚上，平靜和獨處感覺好重要，可以仔細想想艾蜜莉的情況。這種異常飲食的生物學裡有什麼讓人感覺很難受、不能容許——而我發現，每當那種感覺出現，最好能找個片刻，跟謎團一起坐下來。

這種疾患在我看來既獨特又重要，是條線索，可解開某種在科學上很深奧的東西，但首先我得問自己：我感受到的強烈反應，即神經科學必須從這種疾病學到更多知識，有多少是受到我自己為人父母的同情心所驅動，又有多少是想照顧艾蜜莉的情感被轉移了？我在腦海重現另一個場景：一個父親於兒科厭食症病房守在他十四歲女兒的床邊，還穿著他換油行的襯衫——尼克，襯衫左邊口袋上面寫著。女兒心臟病發作，且有氣胸症狀。已有人告知他死亡的可能性，他知道了。他沒有辦法再看著她；他只能抱住她，觸覺是他僅存的感官，他除了盯著她孱弱如麻雀的肩胛，什麼都看不到。她斷斷續續的心跳微弱地傳到他的胸口，每兩秒一下，她虛弱而冰涼的氣息落在他的肩膀。不——他想起曾在她出生前聽過那個聲音，從超音波傳來像戰鼓般重重的颼颼聲，她的心跳，充塞整個房間，激烈、強勁、快速，沒什麼擋得住她，她是他的，她要來了，於是他的淚奪眶而出，那時如此，現在如此。從那時到現在，她一直是那麼，不可阻擋。

我用掌跟按了按眼睛，對月亮眨眨眼。我看到了這個實質的衝突：自我正與它自己的需求交戰。

看來，要了解異常飲食的生物學，我們必須了解某件更根本而不易觸及的事物——「自我」的生物學基礎。要是自我可以和需求分開，那自我又是什麼？什麼在界限內，什麼在界限外？這是古老的問題，懸而未解。我們在這裡感覺很自在——我們是原住民；我們以為我們就是自我，卻無法精確畫出我們的邊界，也叫不出我們的首都。作為人類不行，作為神經科學家不行，即使是今天也不行。

有些界限是可以推測的。例如自我不會延伸到皮膚之外。但就連那個分野也不像看起來那麼明顯。養育可能會模糊那條線。自我也不會填滿皮膚底下的所有真空，甚至不會填滿整顆腦。自我會感應身體的需求，但這些需求卻是經由某個「他者」為媒介傳播，不過仍未超出身體的範圍。痛苦也好，愉悅也罷，都是由某位深沉的神經銀行家發放——本能需要未獲滿足，我們便受苦；獲得滿足，我們就高興。這些看起來只是激勵自我去採取行動的貨幣，但跟任何貨幣工具，跟資產、負債、獎勵措施一樣，都不是自我。

哲學、精神醫學、心理學、法律、宗教，這些對於自我各有一套觀念。全都只是想像，毫無例外，不過每一種幻想也都描述了某種事實。但神經科學，雖然有能耐知道一種新的事實，也能讓人們知道那種事實，仍未自信果決地提出解答。小心是有必要的，恰當的科學用語或許根本還不存在。或許根本就沒有自我這種東西。

我們有時確實會感覺到特別強大的自我意識，例如在與某個與驅力搏鬥的時候，在抗拒、克服驅力的時候——但那種自我感可能是幻覺，而獲勝的只是其他互相競爭的驅力所組成的不斷變化的聯盟。儘管如此，研究抗拒原始驅力（飲食障礙是極端的例子）的過程也許是有用的，因為在厭食症的後期階段，抗拒食物的並不是明顯與飢餓對抗的驅力。在我看來，似乎沒有明確的自然過程在與飢餓競爭——沒有病患知道、了解或可以表達的忍受飢餓的理由——但飢餓還是可能被忍受。確實，一開始抗拒食物是有某個原因的，某種原始驅力——社交壓力，導向減重目標，但那只是扣動扳機，開始徵用細胞和迴路集結成新的大軍，但最後，除了身體存在的事實，沒有其他蹂躪身體的理由了。但這種巨大而盲目的毀滅力量，或許正揭露了深奧的生物學——就像地震會暴露毀損的地層，在破壞地球的行動中顯露地球的構成。

生物學家把基因突變描述成「功能獲得」或「功能喪失」——這意味著一項改變發生，一項突變，會把基因的功能調高或調低。突變會揭露那個基因到底有何用途。知道某樣東西太多或太少會發生什麼事，即可充分揭露那樣東西的作用。彌加嚴厲的攝取限制固然讓他失去那麼多，我卻可以把這種行為視為一種自我的「功能獲得」：抗拒餓的時候吃、渴的時候喝的本能，會增進何種功能（這當然並非暗示自我的這種扭曲形式對人類有益，也非暗示一種基因「功能獲得」的突變是有益，而非毀滅性的）。但如果我們可以偷聽神經元在大腦各處的活動，就能聆聽並確定是哪個迴路起碼在某些情況下會挺身反抗驅力所提出的需求，並可能召募盟友，與其他迴路聯手抑制滿足那驅力的行動。

我覺得就起點而言，這相當有趣，也具有易處理性而值得探究。但這個起點從一開始就該被理解為一種簡化，因為自我會展現各種抽象和複雜的驅力控制，不只是飲食，還延伸到所有原則和優先事項、角色和價值觀。而就我所知，還有一個不同的面向也在自我裡面，也有助於定義自我，但完全脫離優先事項和主要的驅力裁決。自我的這個獨立面向，就是自我的記憶。

開始感覺夜的寒意，卻還捨不得離開月色下的屋頂——就一個可能延續的時刻，一段可能持久的記憶而言，這一夜可謂完美無瑕——在我看來，對於我們感受過及做過的事的記憶，或許和優先事項一樣重要，也一樣是自我很重要的一部分。假如有股外力會改變我的記憶，那可能比優先事項被改變更令我覺得喪失自我。

要回答自我的哪個部分最重要，可能得看問的人是誰。

在那座屋頂，金屬支架和嗡嗡叫的通風孔之間，當我想到世上其他人——同事、社會領導者、街上的陌生人，他們的優先事項似乎是自我中更重要的層面，比記憶還重要。那比較重要，其實是在於那些原則的任何改變對我而言更加重要。他人的自我屬於不同的類別，因為對我們的自我來說，反過來才對：記憶比優先順序重要。我們愛的人或許介於兩者之間；我兒子的記憶看來跟他的優先事項一般重要。這或許是自我的界限有點模糊了。人際關係會把自我延伸到世界，透過愛。

我們的記憶，我們個人的過往經驗，為什麼會對我們的自我意識如此重要，重要到起碼可以和我們的原則相提並論？因為我們無法掌控記憶，我們把記憶視為自我所不可或缺，是很奇怪的事——就連顯然是外界帶給我們的經驗也是如此，例如意外的吻或瘋狗浪。

獨自於隱約可見的星星下思考這個謎題，一個一致的答案慢慢浮現：或許我們的自我感不僅來自優先事項，也不僅來自記憶，而是來自這兩者一起界定了我們在世界中的人生路徑。自我甚至可能被視為等同於這條路線——不只是穿越空間，而是穿越更高維度的路線：穿越空間的三個維度、時間的維度，或許還有最終的價值觀維度——世界裡的價值或代價，獎勵的河谷和痛苦的山脊。

定義我們的，不是他人設下的障礙和通道，不是天性，也不是身體的內在動力。這些細節都不是我們。他人、風暴、需要，來來去去，而就在來來去去之際，改變了大地上的山陵和河谷——但自我會選擇要走哪條路。優先事項會挑選路徑。在我們行經的複雜地形，我們的自我不是我們可走到的那片大地的地形線——自我是被選擇的路徑。而記憶負責沿途作記號，標示我們經過的地方，讓我們得以找到自己。

依此，我可以把自我視為記憶和原則的融合，合併成為路徑的單位元素。

該怎麼立刻憑藉上述這些取得進展，當時尚不明確，而那一晚我還沒想個透徹，就又被呼叫器召去下面的醫院了。雖然我在受訓期間一直問自己這個問題，但從我遇見艾蜜莉的那一天，要過整整十五年，神經科學才回應了我，答了幾句。而當科學總算對這個主題說了些話，那些話語是有關進食，講著攝取的語言：食物和水，飢餓與渴。

◇◇◇

密爾頓《失樂園》裡的墮落天使認為，比起自我的穩定和確信，比起不因得地點時間改吾平素，世俗的損失微不足道——甚至在初墜地獄時也一樣，而這是飲食障礙患者與家人都知道的場景。我們多數人都很熟悉，也一再使用這種心理防禦機制。你我如今在此居，至少得逍遙自主：如果受苦是自由的代價，那受苦就可以忍受。

這個觀念有助於以一種實用的方式定義自我，就像接受苦痛而不為需求與舒適的暴政服務。自我在時空中營造自己的地方，也化為那個地方：不是由需求或環境定義，而是由選擇一條能抵抗需求的路線來定義。那麼，有哪些腦細胞和區域可能有這種本領，或主體性，來挑選這樣的路線、界定一條穿越世界、抗拒強烈需求（而不僅僅是滿足另一種驅力）的軌道呢？這樣的迴路會帶來一種特別的自由，而在某些患者身上也會造就一種特別的地獄。神經科學最近為這個問題帶來一線光明，照亮了需求和自我之間的界限，稍微撬開這扇通往謎團的門。

餓與渴，動物行為的兩大動力，是大腦裡的神經訊號，源於深處幾群小但有力的神經元：在名為下視丘（hypothalamus）的結構裡面及附近，神經細胞密集混雜在一起，扮演各種看似互不相干的角色。下視丘藏得很深，字首「hypo」反映它在演化過程穩定持續深埋在萬古的神經沉澱物底下：在較大的丘腦底下，而丘腦又在更大的紋狀體底下，紋狀體則埋在最近才鋪設的皮質底下，皮質則構成我們大腦表面細密交織的神經纖維。

第一批光遺傳學實驗之中，就有幾項是在這麼深的地方進行——事實上，光遺傳學就是在下視丘第一次掌控了哺乳動物在自由狀態下的行為[6]。二〇〇七年，實驗只讓這裡的一種神經元：食欲素（或稱下視丘泌素）細胞群落，對透過光纖傳送的光起反應。結果便是控制睡和醒，以及作夢的快速動眼期——每秒二十次提供毫秒等級的藍光電訊號給這個下視丘區域的特定細胞，會使睡著、甚至處於快速動眼期的小鼠，比平常提早醒來。

這種精確性在此處和在腦中任何地方一樣必要，因為在下視丘看似雜亂無章的範圍裡，不僅擁有與睡眠有關的神經元，也擁有主導侵略、體溫、性，以及餓與渴等幾乎每一種原始求生驅力的細胞。這些細胞全都是個人需求的播音員——把他們的訊息強力傳送（或試著強力傳送）給更廣大的腦、不管位於哪裡的自我，來驅動因應那個需求的行動，運用必要的受苦和愉悅的槓桿來強化那個行動。但下視丘的細胞其實彼此糾纏，科學家在試圖測試行為的作用時，無法即時個別偵測這些細胞。

不過，透過光遺傳學，我們可以進行功能獲得／喪失的實驗，來揭露原始求生驅力是如何源於單一類細胞（甚至單一細胞）的特定活動模式。在這不同類型、相互混合的細胞中，神經科學家可以使用與闡明焦慮、動機、社會行為和睡眠相同的光遺傳學原理，有選擇地掌控（提供或取走）其中任一細胞的電訊號：源自微生物的基因只會在被選取的細胞中產生可被光引發的電流。

光遺傳學讓我們得以測試究竟是哪一種深埋的下視丘細胞（已知會在需要狀態下自然活化的細胞）導致飢餓或口渴的行為，也就是實際驅動進食或喝水[7]。當動物選定行為時，研究員用光纖將雷射光點送入大腦的下視丘區域，來活化或抑制鎖定的細胞類型。輕輕一按，啟動光遺傳學的刺激，已經吃飽的小鼠會立刻狼吞虎嚥，而相反的實驗——抑制性的光遺傳學干預則會壓抑食物攝取，連飢餓的小鼠也不例外，凸顯這些細胞與生俱來的重要性。

類似實驗也在不同的下視丘細胞進行：司掌渴的細胞。這些實驗極其鮮明地顯示，某些非常特定且稀少、位於大腦深處的神經元可能是如何以動作電位決定動物的行為選擇。在這裡，主體性的謎題（自由意志的存在究竟是否有意義）雖然未獲解答，但已構思得相當不錯了。某些細胞的某些動作電位可控制個體的選擇和行動，這點現在已經不容否認了。

即時觀察小鼠體內的效應，精神科醫師可能會被個人記憶淹沒——暴食症與厭食症患者揪心的臨床畫面，不是大口吞下不需要的食物，就是壓抑迫切需要的進食。餓與渴的光遺傳學實驗提供了原理驗證：大腦深處一個群落的細胞可能導致和壓抑這樣的症狀——因此，我們說不定能設計藥物或其他療法來鎖定這些細胞。

但光遺傳學實驗與實際疾病之間有個關鍵差異：對於治療，或對於理解自我的基本科學，一個非常重要的差別。在光遺傳學實驗裡，我們是直接觸及（活化或抑制）那些在深處傳送渴、餓驅力的需求細胞，但暴食症和厭食症患者，儘管思想和行為都很極端，仍然知道自己餓了（至少知道肚子空了）。病患很可能是在對抗那種感覺的影響——把空腹感與正面感受相連。如果病患無法直接影響下視丘的需求細胞（不受自我的意識所掌控），就必須這樣做。引進對立的資源來忍受，對抗那些需求細胞的影響，在市政廳組成夠龐大、夠強悍的群眾來打敗飢餓，叫得比飢餓大聲。

暴食症和厭食症就是這樣被賦予人格特質的嗎?駕馭自我的迴路,卻明顯脫離——像寄生蟲、徵用宿主細胞機制的病毒、跑在作業系統上面的命令列介面、自我的模擬。唯有如此,這種疾病才能運用人類心智解決問題的能力。透過將飢餓轉化為要解決的問題,這種疾病徵用了自我平常可以調動,也必須調動的腦。

這種簡單的顛覆一旦得到病患背書(將飢餓轉化成挑戰),便會允許我們徵用大腦演化似乎相當出色的功能:解決問題,以籠統和抽象的方式解決演化可能從未預料到的需求。或許,假如我們不是那麼多功能的問題解決者,我們就不會發展出忍受這類疾病的能力。就如我在我們搞丟又找到艾蜜莉的那天想到的,不同的病患可能會用不同的伎倆來解決這個問題——有些是運用精通重複性行為的迴路,例如紋狀體(帶來計數、擊打、挖掘、抓撓、編織等節奏,強迫症一般的樂趣),也或許有些是運用位於前額葉皮質的約束動力(引入強大的執行功能迴路,在社交線索的脈絡裡抑制進食)。

這些都是令人好奇的可能性,但非遙不可及。二〇一九年,光遺傳學實驗揭露前額葉皮質裡有幾群個別細胞會在社交互動時自然活化,但進食時則不會,而一旦直接被光遺傳學活化,這些特定的社交細胞便可能壓抑進食,驅動抵抗,甚至在自然飢餓的小鼠身上也是如此[8]。但不管病患來自哪些地區,被召集的民兵都是強大的迴路,且範圍廣泛,就算其中有些是在演化近期才出現,就像新皮質的迴路——那是薄而廣大的細胞層，涵蓋前額葉皮質，會和更深、更古老的紋狀體聯手解決問題，堪稱紋狀體的執行者，將紋狀體與行動相連。

齧齒動物的腦比我們小得多，新皮質也相對少，因此小鼠可能較不擅長抗拒驅力。但牠們確實有新皮質，而二〇一九年另一項光遺傳學實驗發現，新皮質的特定部位可能與強力驅動的原始驅力互不相涉。把一隻小鼠灌飽水，再用光遺傳學驅動深層的口渴神經元，便會產生劇烈的找水行為——但腦部也有一些部位沒被愚弄，似乎知道這隻動物不是真的渴[9]。這些迴路會聽取衝動但不採信；它們局部性的神經活動模式只會受到輕微影響。這個結果是我多年前一直希望能進行的那類全腦偵測實驗所取得的發現。實驗中，科學家一邊運用長電極偵測腦部各處數萬個神經元，一邊用光遺傳學刺激深層口渴神經元。

此全腦偵測的第一個重要發現，也是一大意外，是口渴的時候，大部分的腦（包括被認為是首要知覺部位，或只是運動相關部位，或兩者皆非的部位）都會積極投入簡單的找水狀態。這個發現或許透露一個重要的自然過程：大腦會讓它所有部位知道所有計畫好的運動和目標，讓所有行動，哪怕是最單純的行動，都會被大腦每一個部分感受為自我所產生的行動，如此一來，就不會對行動的驅力來源產生混淆。這種一元特質可能在思覺失調症等疾患中出差錯，讓簡單的行為感覺格格不入——彷彿是從自我外部生成。

遍及大腦各處所有被記錄下來的神經元之中，有超過半數顯示參與過取水的任務，包括動物真正需要水時，和我們用光遺傳學創造類口渴狀態時。所以現在，不僅那些聲稱我們的大腦只有一半，甚至一〇%被用來做這個做那個的古老傳說（通常被認為不正確）證明有誤，似乎也有可能，幾乎整個大腦都會在每一特定經驗或行動期間啟動為特定模式（因為現在我們知道，就連簡單如口渴時飲水的任務，也需要遍布大腦許多地方的大部分神經元參與）。

第二項重要發現則是抗拒局部化：辨識哪些大腦部位會拒絕深層驅力的恫嚇。雖然明顯受到影響，也無疑聽見來自下方的口渴訊號，少數晚近演化、位於大腦表層的皮質結構，卻不為所動。這些結構並未充分反應，也未達到他們在動物口渴自然找水喝時理應進入的狀態。這樣的抗拒力像投出影子一樣展現，跨越前額葉皮質（已知負責制定計畫或擬定在世界中的人生路徑，並定出自己在這些路徑上的位置）和後壓部皮質（已知與內嗅皮質及海馬迴連結緊密，而這兩個結構都與空間及時間的定位及記憶有關[10]）。前額葉皮質和後壓部皮質都切合「自我即路徑」的概念，且眾所皆知會在與刺激無關的思考期間活躍，也就是人類受測者被要求靜靜坐著什麼也別想，單純與自我共處的時候[11]。這種模式與鄰近皮質區（腦島皮質、前扣帶皮層等等）的模式形成對比，所顯示的神經活動模式，與小鼠真的口渴、真的需要喝水時幾乎無從區別。

因此，看來大腦許多部位都能感受自然口渴的狀態並加以編碼，它們也該如此，才能引導適當的行動來保住動物的性命。但起碼有兩個部位，即前額葉皮質和後壓部皮質，或許扮演著創造和領航自我（或路線）的角色——可能根據過去的經歷和未來目標，在某種程度上比其他部位更了解動物該優先考量的事項，且不受深層口渴驅力的影響。這兩個部位坐落於大腦晚近演化的區域——典型的哺乳動物腦，且在我們的種系大幅擴張。

正是在這種抵抗力的支持下，飲食障礙找到自己的力量——一支平時駐紮在神經營房的常備軍，但始終蠢蠢欲動，準備接受疾病徵召。就像多年前我為艾蜜莉之事驚魂未定時，在月光屋頂冰涼金屬支架上想像的自我迴路，這些部位可能與全體交戰，並大獲全勝。

◇　◇　◇

我陪艾蜜莉從自助餐廳走回她的房間——能夠回來，她如釋重負。我們安排同仁坐下來陪她，這需要一些協商。我們沒有強制性的法理權威阻止大吃大喝和清除，不過既然她偷過食物，我們便有一些理據。桑妮雅先陪她。桑妮雅已經變回原本那個桑妮雅，恢復了堅強，也重拾沉著。而艾蜜莉終於可以休息，和暴食行為的連結暫時被阻斷。她可以開始復原，並一起擬訂徹底痊癒的長期計畫。就在我們努力不要丟下艾蜜莉一個人時，我們的社工也開始規劃門診方案。暴食症在艾蜜莉體內沒住太久，而我們希望她兩天後就能出院。

至於邁加，由於已四十多歲，行為似乎已積重難返，我就沒那麼樂觀了。能做的所有處置，我們都試過了。我們可以繼續偶爾在他血壓和心跳掉到非常低的時候插入鼻胃管餵食，但這麼做的法理基礎其實並不穩固，也要仰賴他不時變卦的同意。他沒有自殺或殺人傾向，而必須有這兩種傾向，法律才會容許強制進行精神醫學治療——不然就是要嚴重失能，無法為自己提供基本需求。但彌加百分之百有能力滿足自己的基本需求，他只是選擇不要。要是病患無法了解治療的性質和重要性，醫師也可以強制進行緊急治療，但同樣地，彌加非常了解所有選擇和重要性。他沒有譫妄症，也沒有精神病。他只是希望他的身體變成某種非比尋常的型態——伴隨各種風險。起碼在這裡，他可以是自由的。

隨著彌加繼續偶爾接受鼻胃管（顯然只是要戲弄我，晚上他就會自己拔掉），我懷疑我在他眼裡到底是什麼。倒楣、天真、傲慢、具威脅性，或者更可能的是，我根本不值得花他那麼多心思。彌加的雙重疾病為他設定了如此堅定的過度堅決路線，讓他可以按圖索驥，爬上時間、空間、價值範疇裡最陡峭的痛苦之丘，而不管我說什麼或做什麼，都不值一顧，只是他腳下的砂石輕微移動。他拒絕我們孤注一擲的藥物：低劑量的奧氮平。我們寄望那能協助他整理思緒，也認為那可以為他帶來增加體重的副作用。一個星期後我調離那個職務，留下桑妮雅治療彌加。幾天後他出院改看門診，儘管我們悉心照料，他不見好轉。

◇◇◇

同一個月，桑妮雅在另一個住院部門一次精神科團隊晚餐時倒地不起。那時我已經三個星期沒看到她了。大衛——神經外科住院醫師，也是另一位精神科醫生的搭檔，就站在她旁邊，立刻採取行動。桑妮雅沒有完全失去意識，但大衛很快在地毯上看了她的情況，而後在我們把她挪去沙發、給她一點柳橙汁後，又進行更詳盡的檢查。我們退開來讓他處理，直到他終於退開，確信她只是昏厥，一切穩定——然後，在那個超現實的時刻，顯然是因為我最了解桑妮雅，大衛提議把這個病例交給我，好像我是主治醫師，而非跟他一樣只是住院醫師。

儘管我很擔心，也想親自跟她輕聲說說話，但我記得我在那燈光昏暗的房間裡想，他的表現真出色。大衛一一核對他取得的病史，總括了他未用儀器進行的醫學和神經檢查，以極為親密的內科醫生聲納來探測，用鋼琴師般節奏分明的指尖輕敲體內的空氣和水和器官，觀察反射作用、心跳和血壓，斷定桑妮雅嚴重脫水。她一直努力工作，每天早上還要慢跑十幾公里，而且吃得很少——就沒時間啊，她曾這樣說。那一天，她只吃了點紅蘿蔔，喝了些咖啡。

我試著從大衛旁邊望過去，盡全力穿過幽暗，看著躺在房間另一邊沙發上的桑妮雅。她看起來正如我們還在同一團隊時，不瘦也不弱。當時我沒看到強者桑妮雅什麼事情呢？或者，她是最近，在與別人共事的幾個星期才變成這個樣子，而此刻她正在分享她的旅程。

若說有誰可以解開身體質量平衡的方程式，創造一條路徑，一種違抗原始驅力的狀態，那非桑妮雅莫屬。她就是她的行動，她就是她的路徑，而不沿著那條路徑行動，就不會有自我。反抗？倒也無妨。她有那個會行動、會反擊的部分，面對地獄，也在所不惜。

7 莫羅氏反射
Moro

毀壞的堤，被沖走的壩，
洪水氾濫的美田，溺死的牛隻，
所有忠實的土地疏遠而背叛，
除了凌亂的漂流木，
什麼都沒留下，家連根拔起——就是這天了嗎？
人就是要在這天無聲地倒在影子上死去，
一生辛勞，而發現他的負擔
比一床泥土還重嗎？
不，不。當夕陽西下，我看到他
在水中，還微光閃爍的家園上
倚著他唯一的槳……

那兒犁浸水膨脹，這兒野草隨波沖擊……
槳划過他的屋頂，向岸而去，
面容扭曲，口袋裝滿種子。

——埃德娜・聖文森特・米萊（Edna St. Vincent Millay），
〈給人種的墓誌銘〉（Epitaph for the Race of Man）

「諾曼先生，4A*。八十歲，退伍軍人，有長期多發性腦梗塞導致的失智症病史。昨天被送來急診，家人送來的。」電話裡內科住院醫師的聲音聽來急迫——他趕著完成工作、只想儘快核對這次會診請求。「家屬報告說他先前話愈講愈少，兩個月後完全不再開口。只有這個新症狀。」

在我心裡，這段病史已經關係到神經系統疾病，尤其是考慮到他過去有明顯的腦梗塞病史，更在我心中喚起「二度中風」的陰影。但就中風的過程而言，通常不會在幾個月內以這種方式逐步發展，這一點頗為古怪。我發現自己心裡油然而生一股略帶獎勵感

* 指思覺失調症的「4A」症狀：情緒淡然（flattened affect）、自閉（autism）、聯想障礙（impaired association）、情感矛盾（ambivalence）。譯注

的好奇心——下西洋棋時，若遇到不落俗套的開局走法，我就會有這種感覺。這感覺如此愉快，害我因此覺得有點愧疚。我靠回椅背，抬頭看著醫院三明治店污穢剝落的天花板。「有意思。」我開始回答，卻被打斷，住院醫師匆忙地繼續往下說。

「病患剛從西雅圖搬來這裡，在妻子過世後，跟兒子一家人在莫德斯托住了幾個月。家人擔心他又中風，但昨天晚上的掃描結果沒看到什麼新東西，只有之前的白質病變。他確實有泌尿道感染，所以我們正在治療，也因為這點昨天晚上讓他住院，順便研究他說話出了什麼問題。現在呢，你猜怎麼了？」

儘管住院醫師語速急迫，還是停頓了一下製造效果——顯然他也覺得這個病例很有意思。住院輪值期間，我們能得到知識報酬的時刻可能短暫得令人洩氣，沒什麼時間滿足人類的好奇心——然而現在，這樣的時刻似乎已經來臨。

「我讓他講話了，原來他想講的時候還是可以講。」住院醫師繼續說：「只是個性非常不討喜。他不在意任何人，也不在意家人為他擔憂，非常冷漠。我想他可能有反社會人格。我猜，就連你們也不會反對這個想法。」電話那頭傳來迅速翻閱的聲音。「我們還在調取他西雅圖的病歷，但那間小診所要休息到星期一才會開門。他的兒子人在這裡，可是對病史了解不多。他們的家庭關係並不親密。這也不意外。我的主治醫師要我打電話給你，看看你能否評估一下精神方面的原因，因為我們找不到其他解釋了。我不認為這是譫妄，因為他看來還有方向感，不過還是可以試試易神寧（haloperidol，氟哌啶醇），他的QTc＊有五百二，所以我們得小心。總之，我想他只是不喜歡人。這應該很快就能搞定。」

那名住院醫師考慮了藥物對心律的副作用，這是有道理的——要是心電圖上兩個波峰的間隔已經長達五百二十毫秒，治療團隊使用易神寧之類的特定藥物，便有引發嚴重心律不整的風險。但他提到的反社會人格障礙在我聽來不大對勁，而我認為更有可能的診斷已自動浮現，迅速占據了我的思考空間。我想，那更有可能是一種不符合住院醫師預期的譫妄症狀——一種安靜、時好時壞的定向感障礙亞型，常見於長者，有時是藥物副作用引起，有時則是泌尿道感染之類的非嚴重疾病所致。醫療團隊可能剛好是在譫妄症的清明階段評估了他，因此認定他具有方向感。

安靜的譫妄常被忽視。很多醫生期望譫妄症會出現高度活躍、聲音響亮、表現鮮明的狀態，但我們稱之為低活動型（hypoactive）的表現卻是外表克制、沉默、靜止，然而內心深處波濤洶湧。

另一方面，假如住院醫師那部分的推測正確，也就是說，不是譫妄症，而是人格問題——那麼，在這裡，隨著失智症而來的人格轉變，可能比反社會人格障礙更有關係。反社會人格中欠缺同理心的特質向來會一輩子如影隨形，雖然令人不快，但不至於到現在才讓那一家人覺得不尋常。支持失智症此一解釋的還有，我們的腦部造影已顯示這段潛在過程：提供大腦深處糖分和氧的血管出現了血流阻塞現象（阻塞時間太長導致細胞死亡）。

這些梗塞是中風造成的壞死組織斑點，甚至在阻塞發生多年後，仍能透過電腦斷層掃描檢測出來[1]，如同坑洞四散在緊密相連、以長距離連接腦部細胞的密集纖維網中——在斷層掃描中呈現出猶如湖泊的黑色豁口，名為腔隙（lacunae）。就算是沒有已知中風病史的病患，透過像磁振造影等更敏銳的技術，也可能以另一種方式顯示出血管型失智症的小規模血管阻塞[2]：大量非常清晰的白點散布在大腦各處，就像傍晚的星星，用光來替白晝畫下句點。

失智症中的人格轉變——好吧，常見的總是比較常見**。這些變化出現在所有的失智症候群，並會隨著病程一路推進，特別在接近末期，掌管大腦偏好和價值觀的個別區域開始崩壞的時候。我見過阿茲海默症患者出現新的且具有侵略性（甚至爆炸性）的憤怒症狀、帕金森氏症患者突然表現出追求風險的傾向、額顳葉失智症患者出現幾乎像

* 指心電圖波形中，Q波開始到T波結束的時間，當男性大於四五〇，女性大於四七〇，視為QTc間期過長，而有較高的心律異常和心源性猝死風險。譯注

** 原文是「common things are common」，這句話常用來提醒醫學生，要首先懷疑常見的診斷。編注

嬰兒般的自我中心傾向，接近反社會行為，也就是那位住院醫生可能感覺到的情況。

在失智症中，失憶是最廣為人知的症狀，但失智症不只是失憶症。從更為根本的角度來看，這個名詞意謂喪失心智本身。記憶，等於人生旅程沿途儲存的事物，是讓這一路上充滿色彩和意義的感知、感情和知識，在失智症中，會和設定人生道路界限與方向的價值觀一起被抹去。而後者，亦即人格變化與價值體系的混亂，可能和失憶一樣令人震驚：長久以來，為人熟知且信賴的那人的身分認同、自我本質徹底轉變。

我認為這是比較可能的症狀，但沒有看到病患本人，我不能肯定；也有可能住院醫生真的確立了完整的診斷——或許是偽裝良好的反社會人格障礙，因為其他過程而被揭穿了，比如泌尿道感染。我開始想像反社會人格那種明顯的寒意，不由自主地預作準備面對那種狡猾的冷漠、那種偽裝的社交禮儀、那種毒蛇般的注視——那眼神不經意地向我表露我有多無關緊要，也顯示出他們無法隱藏自己其實不理解他人的情感與社會行為。

那是晚春一個寂靜的週六午後，平日上班的精神科諮詢團隊休假，而我是當值的住院醫師，要一手包辦所有精神科的事務。事情落到頭上了，所以我從院裡狹小咖啡館的小桌子站起來，披上盔甲，也就是我硬挺的白袍、聽診器、反射錘、筆——接著收拾咖啡杯，前往四樓的內科住院病房。

◇ ◇ ◇

醫院裡每一個主要醫學專科都會提供當值諮詢服務，來幫助醫師同仁處理複雜的病例。在精神科，這種服務稱為照會聯商團隊，而精神科的訓練中就包含大量的照會聯商，要接聽醫院各部門的來電：加護病房和內科要我們處理譫妄症；產科樓層要我們評估產後精神病；外科要我們解決病人做決定的行為能力和知情同意問題；有時則只是處理病人轉診——需要將病人轉入真正的急性病房時。

高度跨學科或神祕的病例會召集整個醫院的團隊共同合作，就像一種臨床照護的街頭派對，許多服務忙進忙出。然而這個案例顯然不是這樣，因為看似單純。但是當我在護理站從架上拿出病歷，我發現，在我之前，已經有好幾支諮詢團隊接過電話了——前一支是神經科服務。我是這位N先生（遵循這間退伍軍人醫院的尊重匿名文化）的最後救兵。

那位住院醫師未向我提到的可能性，其實已有不同團隊討論過，並留下紀錄，其中包括各種形式的帕金森氏症。語言治療團隊正確地指出，帕金森氏症可能減緩行動速度和降低說話頻率。神經內科諮詢團隊則是帕金森氏症的最終裁決者，他們來了又走，確認了患者短期記憶不佳和多發性梗塞失智，但沒有發現帕金森氏症的跡象。他們在簽名離開時註明了，雖然N先生從未自發性地微笑，但他可以依照指示做出臉部肌肉運動，而這不是帕金森氏症那種結凍、如面具般的狀態。

神經內科也對他多發性梗塞失智的腦部造影結果發表了意見。在這種掃描影像上，近期中風和很久以前的中風看來截然不同，因此既然電腦斷層掃描中沒有出現明顯的新近中風跡象，N先生最近的沉默寡言就需要其他解釋。所以，最後精神科也接到電話了——完成逐科諮詢的慣例後，最終進入了未知的領域。

我看到N先生躺在床上，直視前方，怪異地一動不動。他的光頭上仍殘留著短而硬的稀疏髮絲，枕在三顆枕頭上，布滿皺紋的臉頰在日光燈下微微閃亮。在親自為他進行身體檢查後，我也認為這不是帕金森氏症——沒有帕金森氏症那種四肢僵硬，也沒有震顫。我也沒見到僵直症（一種罕見症狀，因精神病或憂鬱症而靜止不動）的跡象，排除了這種可能性，因為他可以依照要求活動所有肌肉，一條神經接著一條，毫無困難。

譫妄同樣大致可以排除，不過有個不大可能的預警：或許他只是碰巧處於另一段清明期。正如那位內科醫生所言，N先生可以講話，他也跟我講了一些，選擇只在受到反覆詢問，而問題是單純事實的時候才回答——但這足以確定他對時間和地點的認知大致正確。N先生知道他人在醫院，知道誰是總統，甚至知道我們身在哪一州。他知道他兒子的名字是亞當，住在莫德斯托——這一次就是亞當帶他來醫院，也是亞當把兩個孫子帶入N先生的生活。

雖然他不肯回答有關他內在狀態的問題，始終一臉木然，頂多搖個頭，但他有一次拒絕時卻伴隨一個細微的特徵，若非我仔細注視，可能就漏看了。在精神科的完整精神狀態檢查中，我們會探查病人參與日常興趣和嗜好的情況——問他們有沒有從事什麼活動，喜不喜歡。這個問題聽來像閒話家常，卻能揭露相當多與動力和愉悅感受能力有關的事實。當我問他喜不喜歡平常的興趣和活動，他沒有用言語回應，只有嘴角撇了一下，像扮苦臉——半秒鐘的自我厭惡，在我看來跟譫妄或反社會人格都不相符。

於是我突然有個刻不容緩的責任了，一個內科醫師和我都沒預料到的責任。透過剛才那一瞥，看見了他的內在狀態，現在我必須幫他排除憂鬱症的可能性，或許還伴隨著妄想症（可能由重度憂鬱症所引發，可解釋他為什麼如此寡言）——而且還必須設法在一個幾乎不講話的病患身上處理這種會威脅到生命的可能性，儘管精神醫學的每一種診斷標準，說到底都跟言語有關。

如果N先生正在精神病性憂鬱症的風暴中愈陷愈深，隨著內在逐漸因幻覺和妄想而癱瘓，外在就愈來愈木訥，若沒注意到這種症狀，會是一場災難——尤其這種病況只要使用簡單的藥物策略就可簡捷地治療。或許，即使沒有精神病，只是嚴重憂鬱狀態壓抑了分配工作的精力，讓表達言語、鼓動唇舌、振動橫膈膜來維持簡單對話，都成了太過艱難的動力挑戰——這種狀態也必須排除。這類嚴重的非精神病性憂鬱症有致命之虞，但當然也可以治療。

我需要一種無需病患構成言語的方法。我看到他床邊有一張加框相片，照片裡是一位莫德斯托高中的女籃選手，看來年約十五歲，或許是他兒子留在那裡的。我請N先生給我看他孫女的照片。他依從了，沒有表現出任何祖父的興奮或驕傲，純粹是一肩挑起我的請求所帶來的負擔——但沒興趣自己也看幾眼。他只用眼神指引我望向證物——然後結束。沒有精神病思緒紊亂的跡象。

我拿起照片給他看，指著她，問她的名字，密切觀察。他沒有一絲笑意，眼神也未見柔和，但他的眼神其實沒有乍看下那麼無情。近距離看，我可以看出他的臉頰閃著幾乎無法察覺的微光。我原本以為那是汗水最微弱的反光，但醫院病房好冷，而現在我可以憑直覺推測它的源頭，追溯它分散、斷續的路徑，經過裂隙和分岔，一路來到他眼角的水源地。他依然安靜，說不出她的名字。沉默籠罩我們——震耳欲聾，負面的噪音。

◇　◇　◇

在重鬱症中，喪失愉悅感是典型的症狀，也被賦予一個聽來古典的名稱：失樂症（anhedonia），亦即失去生命的美與喜樂。就如同味覺和嗅覺可能會在我們感冒時喪失得一乾二淨，愉悅也可能不知怎地從我們能體驗的感受中剝離。

雖然我先前已多次見過失樂症（無法在自然的喜樂中找到報酬或動機），但每一次看到都令人不安。現在我明白那位住院醫師怎會走上誤診的路。這樣的症狀在醫師、朋友、家人眼中都可能是某種欠缺人性的表現——像爬蟲類一樣缺乏溫暖，就連對自己的孫子也一樣。

在人類歷史上，究竟有幾百萬例憂鬱症患者是這般無助地引發他人的憤怒和挫折，進而使孤立和受苦雪上加霜，讓疾病帶來的各種挑戰和痛苦變本加厲？就算我能從這樣的視角去看，也仍然必須努力管理自己的認知，才能不對他做出負面反應。知道是一回事，了解是另一回事。我知道，但仍不了解，無論是作為人這種動物，還是作為科學家，我都了解不深。

要了解快樂怎會從如此普遍、如此根本的人類經驗中脫離，我們可能要先從這個問題著手：最初，價值是怎麼和經驗連結起來的——在人腦的哪裡，又是為什麼？在人類故事的哪裡，又是為什麼？如果我們找得到答案，或許就能解釋喜悅的脆弱。

有時，喜悅的分配是自動的。我們可以感受到一些與生俱有的強大報酬，這些報酬可自然強化對生存和繁衍重要的行為。其中一個預先設定好的報酬可能就是和孫子互動的愉悅感，對我們來說，這種經驗看起來天生就是正價，而且會隨著經驗進一步增強。

這種反應（在哺乳動物並不普遍）很可能是在靈長目變得更為長壽、更社會化之後，才在人類中取得了倖存下來的價值，因為那有助於鼓勵人類保護和教育年幼者。那些能將獎勵迴路與大家庭的表徵連結在一起的人，可能會大大獲益於這種天生的線路創新。但所有諸如此類的連結，都是生理上的結構，跟大腦的其他部位一樣，容易因中風而受到傷害——取決於梗塞發生的確切位置，其影響可能僅限於某種報酬或動機（優先順序被劇烈顛覆，因此貌似人格轉變），但也可能是更普遍、蔓延更廣的喪失生活愉悅感（就像非特異性的失樂症）。

其他一些與生俱來的愉悅似乎不具演化意義——它們的存在只凸顯我們的無知。看到荒無人煙的崎嶇海岸時，它所帶來的報酬並不是承諾人類有獲得食物、飲水或同伴的希望，無法解釋這種報酬本身從何而來。那不是回家的喜悅，不是我們熟悉的喜悅，甚至在演化的意義上也無法解釋。我們那魚一般的祖先學會在陸地及水的交界處呼吸，但並不是在海浪不斷重擊懸崖壁上學會的。在人類的故事裡，那部分主要發生在三億五千萬年前的淺沼澤，在第一批呼吸空氣的魚類登上陸地的時候[3]。

那麼，為什麼幾乎所有人都會欣賞海岸的美呢？懸崖與澎湃巨浪之間的鮮明對比，以及衝力與堤岸對峙的力量與危險，是否隱藏著天生的吸引力？或者，也許海浪以某種方式喚起樹冠在風中搖曳的景象；又或者，一首催眠曲的重覆是如此可靠，用它的節奏和必然性帶來了撫慰。不管是何意義，喜悅千真萬確。這感覺廣受共鳴，深入內心，但看似沒有邏輯可充分解釋。這樣的例子不勝枚舉。

物競天擇為喜悅的意義提供了一個可能的答案，那就是沒有意義。意義在演化裡是種難以捉摸，甚至荒謬的概念。哺乳動物在恐龍滅絕之後崛起並主宰世界，背後並沒有什麼意義——純屬機緣巧合。在六千五百萬年前，一顆巨大隕石撞擊地球，加上其他天災，迸射的沙塵遮蔽太陽，扼殺了大部分的生命。這沒有意義，卻有必然的結果：突然之間，體型小、繁殖快、有皮毛，溫血且天生具有強大穴居傾向的動物變得彌足珍貴。

有些情感及隨之引發的行為驅力可能是源於這類偶然的關聯，源於環境的變幻無常。如果有一小群人類祖先天生對海岸有親近感，也在海岸附近打造他們的生活，那麼，數萬年前那次與人類無關的族群瓶頸*收縮可能形成了一種奠基者效應**：少數生還者對其後的人口發揮了巨大影響力。要是當時大部分的倖存人口是靠貽貝和潮間帶的殘骸維繫生命，在陸地上豐富的植物和大型獵物紛紛凋零時，像濕岩上的帽貝一樣掙扎著活

* 族群瓶頸（population bottleneck）指的是某個族群因突發災難導致大量死亡或失去生育能力，數量減少超過百分之五十，或呈數量級下降。編注

** 奠基者效應（founder effect）是指當一小群人從原本的母族群中分離出來，建立新的族群時，因為人數少，母族群的某些基因特徵會在新族群中變得極為普遍。編注

下去，那麼，倖存的人類就可能在內心深處帶著對海岸的喜愛和親近感，熱切欣賞海岸非凡的美——這份喜悅不是因人口崩潰而產生，純粹是在人類險遭滅絕之際，被允許暫時存活與延續。雖然不能說我們確知發生過那樣的事，不過，我們可以從古遺傳學看到，人類過去確實遭遇過瓶頸，包括不過五萬年前那場讓人數觸底的全球人類人口大崩潰[4]。於是，我們對「漂亮」的直觀縱使神祕，卻可能只是偶然的指印——由倖存的藝術家留在我們基因組的穴壁上。

當我們確實感受到非經學習的喜悅和報酬時，這是過往的痕跡，是人類投射數千數萬年的經驗。在某個時間點，我們的祖先極可能感受到那股喜悅，而能夠有此感受的人類，後來也能夠創造我們。但習得的報酬就是另一回事了，那是在一輩子的時間裡，甚至在一分鐘內形成的。大腦似乎天生就設計成能夠攝取新的資訊，並迅速修改自己來因應——這就是在個體生命中塑造記憶、學習或改變行為的方式，而這些快速的生理轉變可以在實驗室裡進行研究，提供一個時間尺度較短的模型，以此解釋演化在較長的時間尺度上可能如何運作。習得的行為可以透過調控腦內連結的強度來迅速校準，而天生追求報酬行為的基礎工程可能也是用類似方式，透過演化及基因預設的腦內連結強度，歷經了數萬年才確立的。習得也好，天生也好，人類的各種感覺可能是透過這種生理機制，亦即改變大腦各處特定連結的強度，而附著於（或脫離）經驗。因此，在健康和失調的狀態下，感覺與記憶這兩種截然不同的概念強有力地匯聚，分別表現為失樂，與失智。

◇ ◇ ◇

我們需要N先生的醫療紀錄，查看他以前是否曾被診斷出憂鬱症、是否被觀察出有精神病或緊張症的跡象，以及是否嘗試過任何精神科治療，包括它的成效、失敗，或副作用。要找出安全的藥物、避免治療時做出有害嘗試，這些數據點可能是不可或缺的（在老年精神醫學領域，這是特別重要的考量）。

住院醫生說了，那間西雅圖診所要休息到星期一，而現在才只是星期六晚上。在建議用藥之前，我需要那些資訊。對我來說，下一步是跟最初的治療團隊聯繫、制訂計畫——但現在時間已經晚了，是N先生該就寢的時間。目前他的狀況穩定、安全，所以我告辭了，讓他知道我明天會帶著計畫回來找他。他沒有回應。

當我伸手開門，目光已經望向門外的走道時，我聽到身後傳來聲音：

「這將是個漫漫長夜。」

我在門邊愣住。一個完整的句子未經提示就冒出來——出自這名先前完全沒有主動開口，甚至在被催促時也只能說出一、兩個音節的病患。

我轉身回望整個房間。他現在坐得很挺，筆直得怪異，眼睛直視著我。他臉頰上的反光更強烈了，但只在上頰，靠近內眼角的地方。房間彷彿頓時消失。我的視線完全被他占據——他靜脈浮凸的光頭隨著每一次呼吸輕微搖晃，眼睛和嘴巴對稱地下垂，目光堅定不移地盯著我。他不再說話了。他已經說了他需要我知道的重點。

長長的停頓後，我給了他我最溫暖的微笑，點了頭，表示請他寬心。「別擔心，諾曼先生，我們會一直陪著你。」

這將是個漫漫長夜。他說出口的最後一個句子。

◇◇◇

不管橫跨數年還是數十年，失智的過程都很漫長，而這幾乎可以肯定是地球生命中的新現象，是由現代醫學和有效的大家庭照護聯手促成的。我們絞盡腦汁建立起一套社會支持架構，促成了長期失智的存在，卻還沒找到解方。目前沒有治療方法，少數可用的藥物也只能稍微延緩這種疾病的持續惡化[5]。

在精神醫學的領域中，失智症現在（日後將再次改變）被稱為重度神經認知障礙症（major neurocognitive disorder），要做出這樣的診斷，需要同時出現獨立功能喪失與認知功能喪失，而這幾乎包含一切與記憶、語言、社交／知覺／運動功能、注意力、計畫或決策相關的事物。這份長長的清單，再加上允許做出這個診斷的各種症狀，讓失智症，或說在醫學概念裡的重度神經認知障礙症，涵蓋了大大小小可能在我們一生中發生的腦部神經傳導中斷，肇因包括中風造成的腔隙、阿茲海默症的斑塊和纏結、由長期累積的傷害而形成的局部損傷等等。

喪失連結，傳導失調，遺失路徑。但究竟是失去了什麼東西呢？

在失智症中，雖然腦細胞一定會死亡，但我們還不知道失憶的原因是否總是因為負責儲存記憶的細胞凋零或突觸消失之類，就好比消去電腦磁碟。也有可能，至少在白質損傷如多發性梗塞失智的某些階段，記憶仍完好如初——但所在位置隔絕於輸入或輸出的投射之外，失去了連結。

若只有輸入中斷，亦即存取記憶的路徑喪失，連指標（pointer）或查找功能（lookup information）都喪失了，那麼，記憶可能還存在，但無法重新活化。又或者，可能只發生輸出中斷：記憶也許能充分重新活化，卻發現無法返回意識心智之中。無論是在雪地裡沉睡，或是對著真空尖叫——記憶都可能還完好無損，但處於隔離狀態，因為那些遍布大腦的長程纖維束被黑色的湖泊，亦即腦中的腔隙、局部梗塞切斷，失去了連結。

在臨床上，有相當高比例的多發性梗塞失智症患者也表現出失樂症——兩種看似無關的症狀竟有令人意外的相關性。已有研究發現，相對於認知功能健全的對照組，在有認知障礙的長者中，患有失樂症的比例高出不少[6]——在明顯患有失智症的病患身上更高出數倍。這種感覺與記憶的關聯在更深處運作。在病患的白質中，腔隙累積的體積愈大（表示喪失更多的長距離連結，而這些連結是電訊號的載體和控制器），失樂症就愈顯著[7]。當記憶失靈，感覺便可能隨之凋亡。

光遺傳學已顯示，價值，或我們所說的效價，可透過大腦各處的長距離連結來連上各種狀態。舉例來說，從焦慮中解脫的效價有一部分便是由終紋床核的投射所設定，而這些投射連接到中腦深處的獎勵迴路。若是導致記憶衰退的過程（長距離白質纖維束、輸入和輸出受損）也會導致感覺衰退，這些引人入勝的人類流行病連結——失樂症與失智症之間的關聯，以及失智症中腔隙體積與失樂症之間的關聯——就可以解釋了。可提供感覺的細胞或許仍然存在，只是被切斷了，就和記憶可能喪失的方式如出一轍：變得無聲。

在某種意義上，記憶也需要感覺。除非某段經驗重要到足以引出某種感覺，否則沒什麼理由儲存和回憶那段經驗。儲存資訊要占空間、要耗能量，也會為內容的篩選與管理帶來挑戰。在演化的時間尺度上，這樣的成本若無法彰顯出某些好處，是不可能持續的。因此，儲存和召喚資訊的行為，亦即製造和運用記憶的行為，往往與那次經驗很重要的事實糾纏在一起，而對於像我們這樣有意識的生物而言，「重要」通常意味和某種感覺有關。因此，失樂症可能不僅僅和失智症有相同的引發過程，還可能損害記憶本身，進一步加深這兩種狀態的相關性。

如今許多神經科學家認為，回憶會重新活化某些在最初經驗中活躍的神經元。已經有多位研究人員運用光遺傳學探討這個概念，探索的地方並非在大腦的感官區域，而是在海馬迴和杏仁核這兩個與記憶有關的結構中。他們標記了在學習經驗（例如特定情境的一項可怕事件）期間高度活躍的細胞，然後在事件發生很久以後，在遠離可怕情境的時空中，用光重新活化那些被標記的細胞中的一個次群（subset）。

研究人員觀察到，就算沒有任何和最初導致恐懼的經驗有關的東西，小鼠也會表現出恐懼——也就是說，只要透過光遺傳學重新活化其中一些恐懼記憶神經元，除此之外，什麼都不用做[8]。因此，回憶似乎可以在稱為「神經元群」（ensemble）的正確腦細胞組合共同運作的時候發生。

如果這是回憶，那麼，當記憶並未被主動回想時，記憶本身又是什麼？記憶的位元住在哪個分子、細胞或投射中？一段記憶（被儲存的經驗、知識或感覺）的確切資訊，在休眠、等候被回想時，到底存在於何處？

如今，有許多該領域的研究者認為，這個問題的答案在於一種名為「突觸強度」的量值——測量某個神經元對另一個神經元可以有多大的影響強度，定義為從傳遞者到接收者的**增益**。兩個細胞間的突觸或功能連結愈強，接收細胞對傳遞細胞固定的動作電位反應就愈強。雖然看似抽象，然而這種在突觸出現的影響力變化，可能就是記憶本身，實質與物理意義皆然。

突觸強度有許多有趣的特徵讓這個概念看來可信。首先，理論神經科學家已證實，突觸強度的改變確實可以在經驗期間自動儲存記憶[9]，不需要智力的監督，並且以易於回想的形式儲存。其次，適當型態的突觸強度變化可以真實發生[10]（在活的神經元和大腦裡來得輕易又迅速），以回應動作電位或神經傳導物質的爆發。同步或高頻動作電位的特定模式可以促使突觸強度提升（potentiation），非同步或低頻的動作電位則會促使突觸強度降低（depression）。根據理論研究，這兩種效應都可能有助於記憶儲存[11]。

這原本只是個引人入勝的假說：從哺乳類某個腦區到另一個腦區沿線的突觸強度，或許可針對特定範圍、直接調節以改變行為。由於缺乏選擇性提供動作電位的方法來改變投射（範圍由哺乳類動物腦中的起點和目標來界定）的突觸強度，這個概念一直沒有正式驗證過。但光遺傳學讓介入成為可能：從某個腦區到另一腦區的連結可以變得對光敏感，隨後便可在這些通道上提供高頻或低頻的光脈衝[12]。二〇一四年，數個研究哺乳動物的團隊都透過光遺傳學應用這些記憶原理，並已證實針對特定投射的突觸強度改變，可以對行為產生強大的選擇性效應[13]。

投射基本上體現了大腦的不同區域可以多有效地相互作用，包括健康時和生病時[14]；例如，我們已經知道，跨區連結的強度能預測跨區活動的關聯性[15]，也知道這種跨區活動的關聯性可以和特定愉悅狀態有關——例如，當聽覺皮質和一個與獎勵有關的深層結構，伏隔核（nucleus accumbens）之間的協調性降低，即可預測這個人會對音樂失去興趣[16]。同樣地，喜歡孫兒的基本獎勵，也可能源自於以下兩個腦區之間的強大突觸連結性（因此造就有效的相互作用）：負責處理動機或獎勵的腦區，如下視丘或腹側被蓋區／伏隔核迴路；以及代表親屬關係階層的腦區，如側隔（lateral septum）[17]。投射特定的突觸強度或許會允許特定行為變得受喜愛和有報酬，尤其是習得的正向經驗。

由此可知，大腦區域互聯層次的突觸強度是一種有趣的量值，與我們內在感覺的發展和演化有關，因為演化非常適合和這種跨區連結的強度配合運作。雖然演化本身對音樂或孫兒一無所悉，卻可能創造某些條件，讓我們能喜愛其中一者或兩者——到某種程度，如果有適當生命經驗的話。我們有非常豐富的基因表現模式，可決定細胞多樣性和軸突導向該如何執行大腦連線[18]，在這之中，不乏可用於奠定這些特定基礎的遺傳複雜性。

不論是要迴避的負價，還是作為獎勵的正價，到頭來，價值觀（value）只是一種神經的標籤，可以附著在經驗或記憶等元素上，也可以脫離。這種靈活性對學習、發展和演化極其重要。但能夠隨時貼上的，或許也能夠輕易脫離，無論是好或壞，健康或生病，皆是如此。而現在我們有了一條途徑，能了解這種靈活性是如何實現。記憶和價值觀可能都存在於突觸的強度中，是透過學習或演化形成的物理結構。而通往突觸的路徑（沿著軸突，也就是從一個細胞延伸，前去接觸其他細胞的長距離神經纖維）則是根據基因指令（遵守所有演化規則）來建立、引導和生長的。同時，突觸本身也可以被特定經驗強力調整。我們的路徑，我們的喜樂，我們的價值觀，全都懸掛於可能被切斷的細線上——這些連結承載了我們的記憶，儼然就是自我的投射。

◇◇◇

我要交班了，把工作交給那天的夜班精神科住院醫師，他的星期六中班夾在我星期六和星期天的兩個日班之間。我之前沒見過他；他看來很有運動員氣息，活力充沛。儘管我很疲倦，但自覺還受得了，於是我陪他走一圈病房，簡單說明了目前有狀況的病人大致如何，才開車回家休息幾小時。

隔天一早，在帕羅奧圖星期天清晨，沿著無人的街道開車回到醫院後，我的思緒立刻回到N先生身上。如果我們要開始給藥，還有一些棘手的後勤問題要解決。我們必須確定誰在法律上有權力同意，如果N先生不能，主要醫療團隊就必須和他的兒子討論

——我還沒見過他。這一刻，我幾乎什麼都不能做。照規定，我只是這個病例的會診醫師，不能做決策。

我從此刻形容枯槁的夜班住院醫師那裡拿到他的交班紀錄，勉強打起興致聽完他夸夸其談地講述一夜的英勇表現後，便走向工作站，查看有沒有關於N先生的新消息。令人意外的是，他換病房了——他的名字已不在4A病房的名單上。一會兒後，我看到他在ICU——加護病房。

前一晚，就在我離開他一小時後，N先生嚴重中風。他的身體還活著，但已不太可能恢復獨立自主的生活了。他的兒子有授權書，急救代碼已設定：不可胸腔按壓與電擊；不可插管。

我站著，目瞪口呆，無能為力。他是對的，而且有必要告訴我。他的夜將非常、非常漫長。

◇　◇　◇

唯有到生命的最盡頭，當我們推開棋盤，所有棋步都已下完，所有意外都不會再有，絕大多數的後果都已發生，我們才能公正地評斷自己，公正地評價那些最終帶來成功或失敗的行動。但也在這個盡頭，我們對自己所作所為的記憶開始消失，遺忘。這是殘酷的轉折，因為倘若沒有記憶，我們要怎麼理解我們活過的人生，要怎麼在我們走過的路上，在悲傷惆悵之中，找出意義？

我們不能，所以我們在開始的地方結束，無助而毫無把握。

讓人驚訝的是，N先生又活了好幾個星期才過世。我看過一名男子，我想應該是他兒子，出現在安寧病房兩、三次，走進走出——有一次推著仰臥在推床上的N先生走到長廊盡頭。記得那天我停下來看他們悠閒地前往窗邊一小塊有陽光的空地，記得我聽到他兒子溫柔的呢喃：爹地，來這裡曬曬太陽囉。

N先生看起來比我印象中更老，他軟綿綿地平躺，皮膚灰白，眼閉嘴張，毫無生氣，完全不動。離開了，回家了。但他冒著稀疏短硬毛髮的頭部，他全身唯一沒有蓋毯子和被單的地方，在我眼中自負而莊嚴。這為我喚起了他最後一次行動的記憶：在病床上坐直起來，在幾乎一切已被奪走的情況下，穿過失智的大霧與憂鬱的深淵，告訴我那件極其重要的事。

當他們靠近窗戶和那裡寬闊的陽光，我聽到醫療團隊急匆匆朝我們這裡走來，喋喋不休心房撲動的話題。N先生的兒子可能也聽到了——他加快速度，挪出空間，笨手笨腳把推床推向長廊邊緣的窗戶。

當團隊掠過我身邊，嗡嗡的討論聲漸強，推床防撞裝置的一角輕輕碰到牆壁，微晃了一下，和緩地停了下來。在撞擊的剎那，N先生的雙臂突然朝天花板揚起，儘管歪斜，但雙臂一起——被單滑落，一隻手臂最後堅決地舉向天空，另一隻手臂比較虛弱，只舉到一半，兩隻手掌張開，十指伸展。穩定而有力。狂亂的伸手，驚人的力道。

驚愕的靜默片刻籠罩了走道，以及雜七雜八的目擊者：N先生的兒子、實習醫生和我，都凝望著那對往上伸出，好像要緊抓住什麼的手臂，就在那一、兩秒，所有人一起被鎖在超現實的場景中——然後雙臂一起緩緩地落回推床。N先生再次靜止不動了。

醫療團隊放慢了速度，但沒有停下。他們的談話聲在走道盡頭轉彎，花了幾秒才重新塑造成形，但音調轉為低沉，反射作用的神經學從記憶與欲望的漩渦中浮上他們的腦海。

◇◇◇

在失智症患者身上，嬰兒時期的反射作用又回來了，那些動作是在演化為靈長目嬰兒生存下去時所精心編排的：**莫羅氏反射**（Moro reflex，當身體突然下墜或加速，雙臂會猛然舉起，這是我們樹棲祖先的遺物，拯救了嬰兒的性命，而得救的嬰兒成了我們的祖先）[19]和**尋乳反射**（root，輕觸臉頰會觸發轉頭張嘴的舉動，是尋覓母乳的反應）。從高處落下，斷了與母親的聯繫——這是人類新生兒最基本、未經學習的恐懼。

這兩種行為模式會在人生初期的幾個月後消失，但會隨著失智症或腦損傷回來——不是在生命盡頭重新創造，而是始終沒有離開，一直存在，只是休眠數十年，被更高的功能所覆蓋，被抑制與認知控制所隱藏，被所有生命經驗的絲線層層包覆。當生命的織物磨損、心智的紋理消失時，原始的自我會再次發聲，令人心痛地緊抓著安全，伸手尋找逝世已久的母親。

所有長年來如此重要的生命細節，帶來歡樂或痛苦時刻的細節，只是將她掩蓋，用千絲萬縷縱橫交錯，使她不再可見。但她一直都在那裡，而現在來到了終點，一切事物的框架再次浮現。隨著那些細線逐漸脫落，她再次成為整個世界。或許又能再觸得到她了，那點燃寶寶生命的哺乳動物，她抱著孩子搖啊搖，悉心照料，不讓孩子日曬雨淋。

隨著心智的絲線崩解，龐大的絕緣纖維碎裂、磨損，當記憶與能動性消融殆盡，只剩從一出生就存在的東西……一個用薄薄灰布裹著的人類嬰兒，現在又暴露於寒冷之中。

現在，在困惑的黑暗裡，只剩輕柔的搖晃……而當平衡驟然改變，就像脆弱的枯枝突然折斷，寶寶便被釋放進黑夜，與世界脫離，往下墜落——於是雙手揮了起來，滿是絕望，試著抓住什麼。

樹枝斷了，這就是結局。一個住在樹上的嬰兒，伸手想緊抓母親，墜落於空中。

後記
Epilogue

我偌大的藍色臥室，空氣如此靜謐，幾乎沒有一片雲。平靜，無聲。我原本可以永遠只留在那裡。是什麼負了我們。先是感覺，然後墜落。現在，如果她想下雨，就讓她下吧。和緩也好，猛烈也罷，隨她的意。就讓她下吧，反正我時辰已到……所以，綠水長流。我的葉子都已凋零。全部。僅一葉仍舊偎依。我將帶著。

——喬伊斯，《芬尼根守靈夜》

梭子繼續擺動，在繡畫的前緣來回滴答，像鐘擺一般在空間裡標示時間，嵌入時刻與感覺。經線指出通往未形成空間的路徑，構築（而非決定）接下來要發生的事。

這段穩定的經驗進程釐清了樣式，也埋入了結構線。任何結果都算是某種解決方案。

我以單親父親的身分和大兒子生活多年，因為在臨床上見過太多狀況，使我不得不為他的破碎家庭感到憂心，然而他現在已長成一個勤奮的電腦科學家兼醫學生，擁有充滿關愛的人際關係，在彈奏吉他方面也有天分。縱橫交錯的絲線既可能打破繡畫的樣式，也有可能創造出圖案——而人生不會給予解釋。現在，我和一位傑出的醫師兼科學家育有四名較小的可愛孩子，她跟我服務於同一所大學，領域是研究並治療那名（差點讓我結束醫學生涯的）複視小女孩所罹患的腦幹腫瘤[1]。這裡每個故事的核心，都有一個迷路的孩子——但也許仍找得回來。

這裡描述的每一起事件，每一個引導我走到今天的感覺和思想，現在看來都比初次經歷時更豐富，也交織得更深刻。但這些與時間建立的連結究竟會讓最初的感覺更鮮明，還是反倒遮掩了它們？某種程度上，其實無關緊要——就和深埋的經線能否不破壞繡畫的情況下以有意義的方式揭露一樣，或者和我們能否不切斷連結和記憶、不迷失自我，就再次披露和經歷原始的感受，同樣無關緊要。

不斷發展的科學將持續為這裡訴說的故事提供更有層次的解釋。每當有新發現，我們本身演化而成的結構就變得更無法簡單描述，而隨著古遺傳學繼續發展，就連尼安德塔人的滅絕也取得了更多維度。他們當然繼續活在我們的身體裡，因此，不管從哪個確切定義來看，他們都沒有滅絕。不過，現在有個更深刻的事實變明朗了。現在我們知道，在最後一個尼安德塔人死去時，他們已經是部分現代人了——因為基因的混合是雙向的，而最後一個尼安德塔人，或許也是當初第一波離開非洲的現代人中的最後一名倖存者[2]。他們的滅絕實為人類的滅絕，也是我們的滅絕。

未來，這裡敘述的醫學發現大部分只會被認定為一幅大得多的圖像的組成元素——而那些將是成功的故事。有些會被遺忘，或被發現有太多瑕疵，需要修補或更換。但我們求知的瑕疵發現及修補過程，其實跟科學的進展一模一樣。就其本質而言，缺口和裂隙，如同疾病進程本身，就是闡明和揭露。

自然世界裡的光只會穿過已經存在的缺口，例如雲層的裂縫或森林樹冠間被風吹開的細道。但運用這種生物學，在這些故事裡，肉眼可見的光扭轉了那個典範，名副其實地開了一扇門——資訊為自己闢了路徑，在流過時照亮了整個人類的大家庭。有時那條渠道看似笨拙地卡在敞開的狀態，就像農村濕草地上的牛欄。我們還沒完全把路鋪好，也未做足心理準備處理迎面而來的資訊。但這扇門已經開了。

最近幾年的進展甚至已將深刻的洞見帶進了門內。回頭傾聽我展開科學旅程之初體驗到的各種感覺——跨尺度、探索整個大腦謎團，同時將科學方法的基礎一路深入到細胞層級——現在我們也鑽研得更深，來到分子和原子的解析層級，探索「光敏感通道蛋白」這種光門控（light-gated）蛋白質真正的運作方式[3]。我們已經能清楚解釋光如何被分子偵測，隨後轉變成通過同一分子孔隙的電流。這些實驗使用強烈的X光束，與促成

DNA雙螺旋結構發現的晶體學（crystallography）是同一種科學方法。

激烈爭議也曾經有過：有些著明的研究人員主張，光敏感通道蛋白分子內並沒有光門控孔隙。但X光晶體學不僅讓我們直接觀察到孔隙、證實它的存在，也讓我們得以運用那種知識重新設計孔隙，並透過多種方式展現我們理解的深度：改變原子排列，即重新設計孔隙內襯，從而創造出能夠傳導負電荷而非正電荷的光敏感通道蛋白，或者讓這些分子對紅光而不僅僅是藍光起反應，甚至可改變產生電流的時間尺度，將電流速度加快或減慢數倍。這些新型的光敏感通道蛋白已證實在應用範疇廣大的神經科學中很有幫助，因此，破解這種神祕光門控通道的結構密碼，不僅解開了一個源於某種神奇植物基本生物學的謎團，也開啟了一條重新探索自然世界、探索我們自己的科學通道。

今天，儘管我自己在史丹佛的實驗室獲得了科學進展，但我仍在門診部治療病患，主治憂鬱症和自閉症（每年擔任一個時段的住院病房值班主治醫師），同時和新生代的精神科住院醫師一起工作，教學相長，共同探索這個至今依然讓我感覺迷人而神祕的領域，就像當年我初次面對情感型思覺失調症病患那樣。我們治癒了許多病患，而在其他人身上，我們只能管理症狀。這是許多醫學領域都遵循的共同道路，我們必須管理棘手的疾病，因為我們有此能力，也因為如果我們不去管理，病人就會死。我們是童叟無欺的藥草小販，兜售有幫助的藥草——發燒草與毛地黃*。

隨著我們對精神醫學的理解和對神經迴路行為控制的洞察力齊頭並進，也許可以針對我們覺得尚未準備好的事情展開尷尬的對話了。在哲學上，道德上，我們都必須走在前頭，而非等為時已晚才拚命追上。在這反覆無常的世界，精神醫學已被要求回答關於我們自己健康的難題，而不只是關於疾病。為什麼要承受這種壓力？原因很重要——為了找出來，接著努力解決，而後欣然接受人類這些振奮人心又令人不安的矛盾狀態。

因此，在這裡，採用後記的形式，我們可以簡要地看看未來，沿著三條幽暗而極其繁茂的森林小徑前進——這本書裡的故事只能微弱地照亮這些小徑，而每一條都需要立刻進行更深刻的探索：一是我們的科學進程，二是我們與暴力的搏鬥，最後，是對於我們自我意識的理解。

◇◇◇

科學突破難以預測或控制——與大多數的科學進程形成奇特對比。大多數的科學進程是受控和有序的思考演練。事實上，條理有序的思考在人類心智看似正常，我們也

* 發燒草（feverweed）是一種傳統草藥，毛地黃（foxglove）萃取物則可製造心臟病藥物地高辛（Digoxin）。作者以此說明醫師提供了基本與先進、簡易與複雜的治療。編注

想當然耳地認為能夠控制複雜思考的流動，就像我們理所當然地假定時間穩定地向前推移。然而，我們還不能運用我們對秩序和控制的渴望來完全規劃科學進程。這是絕大多數科學突破給我們的首要教訓，包括光遺傳學的突破——揭示了支持某種程度上未經計畫的基礎研究有其必要。過去一百五十年來，微生物光反應研究對神經科學的影響是無法預測的[4]。類似的意外發展已開創了許多科學領域。事實上，因為這本書有一部分是回憶錄，故事主要聚焦在光遺傳學，但其他開創性的領域也是從意料之外的方向匯聚而成，才共同勾勒出當今生物學的景觀。

因此，光遺傳學不僅揭示了許多關於大腦的知識，還以一種平易近人的方式揭露了基本科學進程的本質。在我們攜手闖進未來之際，重要的是必須謹記這個概念：科學的真理——一種可以把我們從自身建構的脆弱性中拯救出來的力量——是源於自由的表達與純粹的發現。或許，也源於一點不按牌理出牌的思考。

我想起我照顧的一位酒精性肝硬化病患，沒有換肝的希望，正步向生命的終局。他在陸地上，沉沒在自己身體製造的液體中。他的肚子因腹水而腫脹緊繃——肝衰竭導致的黃褐色液體，或許有十公升以上，撐大了他的腹部，從下方壓迫他的肺和橫膈膜。他才四十八歲，卻已經呼吸困難，在我面前的床上氣喘吁吁。

我手上拿著一件粗糙的工具：套管針。這是中世紀的產物，拿在手裡很重，卻是我們僅有的選擇。儘管床邊有明亮刺眼的手術燈照射，套管針仍黯淡如錫——無菌但布著污點，一支用來在腹壁放置引流管的鈍圓金屬筒。我一次可以從他腹中抽出五、六公升的液體，但這只能為他爭取到兩、三天的喘息空間，之後穩定累積的腹水又會再次充滿他的腹腔。我無法治癒這種疾病，但我可以穩定而仔細地做些什麼，直到我們了解更多。

眼下，真理就是我們的套管針。我們可以碰觸得到的真理，透過開誠布公的對話、暢所欲言的辯論和饒富創意的發現來接近的真理。

科學，就像歌曲和故事，是自由不受拘束的人類交流形式。科學的不同之處在於，它的對話乍看似乎僅限於受過專業訓練、理解其完整意義的少數人。但誠如表演藝術家瓊．喬納斯（Joan Jonas）在二〇一八年談到她的藝術作品所說，科學是「一場和過去與未來的對話，與大眾的對話」[5]。科學家既非在真空中呼喊數據的隱士，亦非只會拿數據塞滿磁碟的機器人。我們追尋真理，但這是為了能以我們認為及希望有意義的方式進行交流。我們工作的意義來自我們想像中的人類同伴，我們對其發聲，並且也明白這些對話不會是單向的。

就連實現重大的突破也需要了解它未來要如何傳達，而這需要反過來考慮聽眾和講者，也需要考量變幻莫測的背景——超越自身世界的動態框架，它在人類故事中的時間和空間。在尚未成形、不會妄加評斷或裝模作樣的開放空間中，我們的前進道路就像一名接受談話療法的病患，唯有透過坦誠、率直的參與，且無受到懲罰之虞，才能獲得洞見。否則，我們就會訴諸不成熟的防衛機制，築起高牆，不讓人了解，隔離真實感受——之所以築牆，是因為沒有優先將開誠布公、無拘無束的對話放在前面，讓所有人類成員參與。我們需要先做我們可能成為的自己，才可能發現我們究竟是誰。

◇ ◇ ◇

在離表面不遠之處，我們可能的自己，有一部分會對彼此暴力相向。有好多、太多條通往暴力的路線了，了解這種社會的複雜性很重要，而這或許可作為另一篇文章的主題。但若是有人無明顯原因對人施暴，看似為施暴而施暴，那精神醫學（因此還有神經科學）就和任何人類思想流派一樣接近前線了。這種情況在精神醫學常被歸類為反社會人格障礙，其意義與大眾廣為使用的**社會病態人格**一詞在很大程度上是重疊的。於是這些人類問題自然浮現：為什麼會有這種障礙，又可以做些什麼？而雖然了解這種症狀的必要性一天比一天急迫，我們對這些問題仍苦無答案。

有多大比例的人有本事製造痛苦或死亡，而完全漠視人類感覺呢？估計值因研究或人群的不同而有相當差異，從一％到七％不等[6]，原因可能在於程度不同，以及機會差異——有沒有機會，就可能把活躍個案和潛伏狀態區分開來。

在精神醫學，反社會人格障礙的定義包括「長期漠視或侵犯他者權利的模式」，因此對動物殘酷的孩子，以及不尊重其他人類身心完整的成年人，都可能符合這個標準。兩者都可能隱瞞部分病史，但在精神科面談時，這兩者通常可以相當輕易地發現，使訓練有素的精神科醫師能相當快做出臨時診斷。

我們該拿這一%到七%，這麼高的數字，這麼廣的範圍怎麼辦？我們究竟是本性善良，還是天生的罪人？無論如何，一個強有力的論據已生根發展：我們應建立任誰也不能獲得充分信任或完全授權的社會——所有層級都要有制衡力量：個人、制度、政府。但就算比例很小，這也意味這種症狀已在人群中扎根。這看來是我們這個物種的沉重負擔，能解釋人類史上和當今世界的諸多現象——但我們希望將來不復如此，而隨著我們行為的後果愈來愈全球化、愈來愈深遠，我們還能如何想像人類的未來呢？

天體物理學家在思考宇宙時問了一個相關的問題：宇宙有無數顆行星，數十億年光陰，要是真如我們所知，一個物種、一個世界的徹底科技變革僅花了數百年，不過一瞬間，一眨眼，為什麼宇宙看來如此安靜？一個簡單的解釋是，滅絕會迅速尾隨科技而至[7]。再多的制度限制也不夠——支持我們生存的驅力，最終也會驅動滅絕。演化創造出的智慧並不適合智慧隨後創造的世界。

從科學面更深入地了解生物學，有可能拯救我們嗎？反社會人格的生物學，我們幾乎一無所悉。雙胞胎研究揭露了遺傳的作用（占約五〇％），也有一些證據顯示前額葉皮質（負責「抑制」和「社交性」的部位）的細胞數量較少[8]。已經有若干特定基因被發現和社會病態或侵略性有關，包括處理神經傳導物質（如神經突觸裡的血清素）的編碼蛋白，另外障礙者也被觀察出改變過的腦部活動模式，包括前額葉皮質和與獎賞有關的結構（如伏隔核）之間的協調出現變化[9]。但我們仍缺乏更深入的了解，也尚未辨識出明確的行為路徑。這個領域仍充滿矛盾——例如，關係較重大的核心症狀是衝動型暴力，還是截然相反（算計過、操縱型的暴力），眾人仍意見分歧。兩種概念的診斷和治療原則南轅北轍。

不過，現代神經科學已經開始照亮向同物種成員施暴背後的迴路了——那些研究雖然具啟發性，卻令人心慌意亂。許多發現若沒有應用先前的方法就不可能完成，在其中一個驚人的例子中，一群研究人員嘗試在齧齒目動物身上用電流刺激哺乳動物腦中一小片被認為能調控侵犯行為的部位——下丘腦外側核，簡稱VMHvl。雖然用電極刺激多次，研究團隊卻無法觀察到侵犯反應，而這可能是因為VMHvl是個被其他結構緊緊包圍的小結構，而其他結構會引發防禦措施，例如僵住或逃跑；這些外圍結構或其纖維也會被刺激VMHvl的電流活化，使行為結果更趨複雜和混亂。但團隊接下來利用光遺傳學的精準，以具刺激性的微生物視蛋白單單鎖定VMHvl細胞。這些細胞一受到光的刺激，小鼠便開始瘋狂地暴力攻擊籠子裡的另一隻小鼠（一隻個頭較小、同物種、同血緣，不具威脅性的同伴，受光遺傳學操控的小鼠原本完全不理牠，直到打開雷射光的那一刻）[10]。

個人表現暴力的方式可以如此迅速、強力地改變，此一事實指向道德哲學的數道深刻問題。在教導大學生光遺傳學時，我讓他們觀看光遺傳學立即控制小鼠暴力攻擊的影片（通過同儕審核，也在大型期刊發表過的影片），而我覺得他們的反應相當引人注目。看完，學生通常需要一段時間的討論，這甚至像是一劑治療，只為了處理他們觀察到的現象，並將之融入他們的世界觀。

只要活化潛藏在大腦深處的一些細胞，就能明確有力地引發暴力侵略，這件事對我們有何意義呢？身為教授，我可以傳達這個觀念：這不是全新的效應，因為過去數十年來，侵略行為已經透過遺傳、藥理、外科和電流等方法，得到不同等級的調控。但此時此刻，這樣的知識似乎對那些學生沒什麼價值。先前的干預方式總是不具有專一性，也會產生副作用。相形之下，在看似缺乏自我限制的背景下，光遺傳學的干預愈精準，可能的影響就愈令人擔憂，某些難題就顯得愈加明顯迫切。

而那些謎語究竟是什麼？光遺傳學太複雜而無法作為武器；這個問題其實是，動物到底似乎要告訴我們什麼關於我們的事：暴力行為的改變，包括力量、速度、特定性的改變，看似與我們文明企圖和暴力對抗的方式脫鉤，或無法連結——也就是說，這些強大的神經迴路過程似乎注定終將壓倒人類建立來避免脫離道德的脆弱社會結構。我們可以做什麼？有什麼希望？倘若只要一些細胞裡有少許電訊號就能立刻引發凶殘暴力，那我們究竟是什麼？

不過，暴力也可以被少許電訊號抑制，因此現在至少有一條前路可走：使用光遺傳學和相關方法來闡明能壓抑侵略的細胞和迴路。而就算無法立刻有實效或療效，這個以神經科學為基礎的洞見仍能讓我們超越以往激烈的社會辯論（建立在先前獲得的知識上）。現在我們可以開始將基因和文化的交叉影響統合到具體的因果架構中。現在我們已經夠了解行為的因果關係，明白像暴力侵犯這麼複雜的行為，其背後的神經生理學元素可能如何在大腦具體明確的生理結構中顯現：一方面是由個別腦部發展賦予形式（方向和力量）的神經投射，另一方面則是習得的人生經驗。

◇◇◇

由於我們無法完全掌控我們的腦部發展或生命經驗，個人究竟要為自己的行為負多少責任，仍是一個有趣而有爭議的議題。這本書敘述的研究類型所傳達的現代神經科學觀念主張，對於某些牽涉到大腦的行為（如驚嚇反應），個人並無須為此負責，因為這種行為從未徵詢與自我相關的迴路。相反的，其他類型的行動則與優先順序和記憶介入有關——換句話說，與那些定義個人在這世界上要走哪條路徑的迴路有關，如後壓部皮質和前額葉皮質。既然這樣的一個句子就能描述因果關係和可測量概念，不必使用難以量化的「意識」或「自由意志」這類詞語就能合理表達，現代神經科學或許真的能在這些困難的問題上有所進展——這些問題直到現在，都僅存在於迷人的哲學領域中[11]。

大腦中不太可能有一個單一腦區能解釋所有自由選擇的行動。事實上，隨著我們對於腦中各處細胞與神經投射過程間的活動有更廣泛的認識，我們也更有能力處理分布更廣的決策制定和路徑選擇迴路了。二〇二〇年，研究人員記錄了遍布於小鼠和人類腦部的細胞活動，藉此洞悉迴路層級的自我建構，特別是探查迷人的解離過程——自我的內在感知與生理經驗分離，因此個體會感覺與自己的身體脫離[12]。自我仍有意識，卻脫離了感官——不再覺得擁有身體，或要為身體負責。運用光遺傳學和其他方法，研究發現，後壓部皮質的活動模式（與飲食障礙描述的概念一致），以及其他遠距投射區域的活動模式，對於調節自我及其經驗的一致性非常重要。因此，我們可以相信，任何行為及自我可能都有分散的起源，但這不代表必須拋棄「自我是真正生物學的主體，可進行精確科學研究」的概念。

直面這種複雜性，我們最終或許能理解、治療（並同理）反社會者。他們可能和其他人有一樣多的自由意志和個人責任，但往往對自己，對他們的自我很殘忍——或許是經由一種生物學上可定義的分離或解離形式，脫離了對自我、他人的感覺。身為醫師，理解上述最後一個特質——勝於其他任何面向——有助於讓我竭盡所能地照顧這些人類同伴，儘管他們的所作所為令人不安。

◇◇◇

隨著我們在獲取動物行為期間，所有腦細胞、連結及活動模式方面都大有進展，這段科學旅程的未來不僅帶領我們理解和治療我們天生複雜而危險的設計，也引導我們洞察宇宙最深奧的謎團。可以與「我們為什麼存在？」這個問題匹敵的是「我們為什麼會有意識？」

二〇一九年，光遺傳學的技術開始能以全新的方式掌控哺乳動物的行為，不再僅僅局限於掌控特定類型的細胞（這是光遺傳學最初十五年的主力）[13]，也能掌控許多單一細胞的活動，或鎖定個別特定的神經元[14]。現在我們可以任意挑選數十個或數百個單一細胞進行光遺傳學的控制，憑藉細胞的位置、類型、甚至在經驗期間的自然活動，從數百萬個鄰近細胞之間精挑細選[15]。

這個效應是經由發展新的顯微鏡而實現的，包括液晶全像投影裝置。這些機器從光織邁出一大步，使用全像投影作為光和腦之間的介面，甚至允許在三度空間塑造某種複雜的光分布——在哺乳動物（如小鼠）行為期間控制會產生視蛋白的個別神經元。

這個方法有一種應用方式：我們可以使動物在完全的黑暗中表現出某種行為，就彷彿看見我們設計的特定視覺物體。例如，我們可以挑選那些平常在視覺環境裡會對直條紋（但不會對橫條紋）有反應的細胞，然後，在不提供這種視覺刺激的情況下，運用光遺傳學、透過我們的全像投影光點，只啟動那些細胞，以此測試小鼠會不會做出彷彿看到直條紋的舉動[16]。結果，小鼠及其大腦確實都表現得好像那裡真有直條紋；藉由觀察主要視覺皮質（也就是首先從視網膜接收資訊的皮質部位）中數千個別神經元的活動，我們可以看到這個迴路其他部分——細胞數量極多、極其複雜——的行為，也跟自然感知到真正的直條紋（但非橫條紋）一樣。

此時，我們發現自己處在一個令人難以置信的位置：我們可以選出在某種經驗期間自然活躍的細胞群落，在〈沒有〉這些經驗的情況下，用光和單一細胞光遺傳學將其活動模式重新嵌入。我們這麼做的時候，動物（及其大腦）都會貌似自然地做出像是真正感知到刺激的行為。不論感官刺激是自然的，還是完全由光遺傳學提供，顯現出正確區辨的動物行為都很類似，在腦內各部位展現的感覺區辨也同樣詳盡、同樣即時、細胞層級的內部表徵也同樣相似。於是，就我們所知（但有個限制，就是我們永遠不會知道另一個動物，不管是不是人，實際主觀上經歷了什麼），我們直接嵌入了某個像是特定感官的東西，這種感官是由自然行為和自然內部表徵所定義的。

我們很好奇，想看看最少只要刺激幾個細胞就能模仿這種認知，結果發現只要一點點就夠——少到兩個到二十個細胞，取決於那隻動物有多訓練有素。竟然只需要這麼少細胞，這使我們不得不提出一個新的問題：為什麼哺乳動物不會經常被一些細胞間的偶然同步事件（碰巧有類似的自然反應）干擾，進而欺騙大腦（錯誤地）推斷這些細胞設計來偵測的物體必定存在？這種情況可能發生在一些人身上，例如邦納症候群（Charles Bonnet Syndrome）：成人型失明的患者可能經歷複雜的視幻覺；視覺系統的活動似乎是因為周遭太過安靜，一聽到聲響就忙著創造出什麼來。我在退伍軍人醫院治療過一名有這種症狀的病患：一位和藹可親的年邁退伍軍人，全盲，卻看得到建構完整的畫面，通常是綿羊和山羊在不遠處無害地吃草。我們發現他的幻覺可用一種名為丙戊酸（valproic acid）的抗癲癇藥物減弱，但最後我們沒開任何處方就讓他出院，因為他已經喜歡上他喪失的視覺皮質決定提供給他的畫面了。

廣而言之，這種自發性的無謂輸出（因為一些細胞之間的偽關聯，可能在大腦任何部位輸出）可能是許多精神異常的根本原理，從思覺失調症確實會產生的聽幻覺，到抽搐症（tic disorder）和妥瑞症的不自主運動和想法，再到飲食障礙和焦慮疾患的失控認知。

哺乳動物的大腦很容易讓聲響溢出，並當成訊號處理——這對於探究哺乳動物自然行為變異性的基本神經科學，以及臨床精神科，都是重要的洞見。

除了科學和醫學，有了這種多重單一細胞的管控，也能針對環繞主觀意識的哲學之謎提出更好的問題。事實上，哲學思想實驗（物理學家恩斯特·馬赫和愛因斯坦可能稱之為 *Gedankenexperimente*，延襲至少可一路追溯至伽利略的傳統），古老的構思與討論，已經被注入新的生命了[17]。一個老故事的現代版本可能會像這樣：

假設我們可以調控（例如運用單一細胞光遺傳學的新形式）某隻有主觀感受（例如內心有愉悅、得到豐厚獎勵的感覺）的動物的確切活動模式，也假設我們只要先觀察同一隻動物在自然接觸某種真實獎勵性刺激期間的行為模式，並記錄下來，就可以精確引導——就像我們已經知道我們可以為視覺皮質裡的簡單視覺感知做的那些。

那麼，有個看似瑣碎的問題是：那隻動物會感覺到同樣的主觀感受嗎？我們已經知道小鼠和牠的視覺皮質都會表現出接收、處理到真實刺激的行為，當這種活動模式是人為引發時，除了資訊以外，那隻動物也會感覺到和自然主觀意識相同的內在意識特性嗎？

這固然只是思想實驗——我們當然無法完全了解其他個體，甚至其他人的主觀經驗，也尚未達成這裡所設想的全盤掌控——但就像愛因斯坦原創的 *Gedankenexperi-*

*mente*如此強而有力地闡述了相對論，這個思想實驗也迅速帶我們來到一場概念危機，而就它最終的解決方案而言，可能是場極具知識性的危機。

麻煩在於，這個問題要斷然回答「是」或「否」，本質上看來都不可能。答「否」就暗示主觀感受需要的不只是那些腦內細胞活動模式的結果——因為在這個思想實驗中，我們被允許比照細胞活動引發一切物理現象的精確模式，包括神經調節物質、生化事件等神經活動的自然結果。因此，我們沒有框架來理解答案怎會是「否」。大腦細胞的運作明明就是這麼多，哪來更多？

答「是」也會引發同樣令人困擾的問題。倘若所有細胞都被主動控制就會感覺到主觀感受，那些細胞就沒有理由非在動物頭顱裡不可了。它們可以分散在世界各地，只要用同樣的方法、在同樣的相對時機操控，經過同樣長的時間（只要這段時間足夠有趣），動物仍能在某個地方，藉某種方式感覺到主觀感受——也就是動物不再以任何具體的實體形式存在。在自然生成的腦中，神經元相依相連，只為了互相影響。但是在這場思想實驗中，神經元不再需要互相影響，因為那種影響在任一段時間的確切效應，都已經改由人為刺激提供了。

憑直覺判斷，這個答案似乎也是錯的，雖然我們不能確定錯在哪裡——那只是沒有通過荒謬測驗罷了。四散各地的神經元怎麼可能還是可以引發小鼠或人類的內在感覺？

這個問題之所以有趣，是因為我們考慮的是內在感覺。如果我們把籃球切分成一千億個像細胞一樣的部分，散布到世界各地，並一一操控，讓它們像在籃球反彈期間那樣運動，就不會有「這個新系統會不會感覺自己好像在反彈」的哲學辯論了。答案想必是：就是原本的球，不多不少。

我們最終面對的是一個哲學問題，一個被光遺傳學塑造得鮮明清晰的問題。大腦無疑有許多類似這樣的謎團（像是我們內在主觀狀態的本質）不屬於現有的科學框架：這些問題深奧未解，但有些現在看來似乎問得不錯。而那些主觀狀態，不管叫感質（qualia）也好，感覺也罷，都不只是抽象或學術概念。這樣的內在狀態正是這本書的核心焦點，也是多年前率先將我引入精神醫學的狀態，每一個都與其橫跨時間的投射密不可分——橫跨分分秒秒，橫跨世世代代。這些主觀經驗構成了你我共同身分的基礎，也定義了身為人類的我們攜手走過的道路——就算只是作為故事分享，在一本書裡，或一盆火旁邊。

謝辭
Acknowledgments

深深感激許多幫助我孕育這部作品，以及在艱難時刻賜予我動力與能量的人士。衷心感謝Aaron Andalman、Sarah Caddick、Patricia Churchland、Louise Deisseroth、Scott Delp、Lief Fenno、Lindsay Hal-laday、Alizeh Iqbal、Karina Keus、Tina Kim、Anatol Kreitzer、Chris Kroeger、Rob Malenka、Michelle Monje、Laura Roberts、Neil Shubin、Vikaas Sohal、Kay Tye、Xiao Wang、Moriel Zelikowsky提供注釋和評論。感謝我眼光敏銳、不厭不倦的文學經紀人Jeff Silberman，以及我體貼周到的編輯和出版商Andy Ward，他對這些故事的信念總是比我自己還強。特別感謝所有跟我一起走這條路，暫時把他們的故事併入我自己的故事的人。

許可／致謝

Permissions

在此對下列機構同意重印先前出版的內容表示由衷感謝：

埃德娜・聖文森特・米萊協會（由The Permissions Company, LLC代表）：來自埃德娜・聖文森特・米萊《詩集》中的〈給人種的墓誌銘〉，版權所有©1934, 1962 埃德娜・聖文森特・米萊和諾瑪・米萊・埃利斯。經The Permissions Company, LLC代表艾德娜・聖文森特・米萊協會的文學執行人Holly Peppe許可轉載，網址www.millay.org。

Faber and Faber有限公司：華萊士・史蒂文斯《詩集》中〈塔拉普薩群星〉節錄。經Faber and Faber有限公司許可轉載。

印第安納大學出版社：奧維德《變形記》節錄，由羅爾夫・漢弗萊斯翻譯，版權所有©1955 印第安納大學出版社，版權於1983年由Winifred Davies更新。經印第安納大學出版社許可轉載。

fied neurons: https://www.ncbi.nlm.nih.gov/pmc/articles/PMC5734860/; https://www.ncbi.nlm.nih.gov/pmc/articles/PMC3518588/.

16. **Now we can pick, at will, tens or hundreds of single cells for optogenetic control**: https://www.ncbi.nlm.nih.gov/pmc/articles/PMC6447429/; https://www.ncbi.nlm.nih.gov/pmc/articles/PMC6711485; https://www.biorxiv.org/content/10.1101/394999v1.
17. **we can pick the cells that normally respond to vertical (but not horizontal) stripes**: https://www.ncbi.nlm.nih.gov/pmc/articles/PMC6711485.
18. **new life has even been breathed into philosophical thought experiments**: https://en.wikipedia.org/wiki/Einstein%27s_thought_experiments.

ncbi.nlm.nih.gov/pmc/articles/PMC5462626; https://www.ncbi.nlm.nih.gov/pmc/articles/PMC6214371.

2. **the last Neanderthal may have been also the last survivor of a wave of modern humans**: https://www.ncbi.nlm.nih.gov/pmc/articles/PMC4933530/; https://www.biorxiv.org/content/10.1101/687368v1.
3. **exploring how the light- gated protein called channelrhodopsin actually works**: https://www.ncbi.nlm.nih.gov/pmc/articles/PMC5723383/; https://www.ncbi.nlm.nih.gov/pmc/articles/PMC6340299/; https://www.ncbi.nlm.nih.gov/pmc/articles/PMC6317992/; https://www.ncbi.nlm.nih.gov/pmc/ articles/PMC4160518/.
5. **research into microbial light responses over the past 150 years**: https://www.ncbi.nlm.nih.gov/pmc/articles/PMC5723383/.
6. **like the performance artist Joan Jonas said about her art in 2018**: https://twitter.com/KyotoPrize/status/1064378354168606721.
7. **depending on the study or population, from 1 to 7 percent**: https://www.ncbi.nlm.nih.gov/books/NBK55333/.
8. **An easy explanation is that extinction follows very quickly from technology**: https://en.wikipedia.org/wiki/Fermi_paradox.
9. **There is a heritable component**: https://www.ncbi.nlm.nih.gov/pmc/articles/PMC6309228/; https://www.ncbi.nlm.nih.gov/pmc/articles/PMC5048197/.
10. **linked to sociopathy or aggression**: https://www.ncbi.nlm.nih.gov/pmc/articles/PMC2430409/; https://www.ncbi.nlm.nih.gov/pmc/articles/PMC6274606/; https://www.ncbi.nlm.nih.gov/pmc/articles/PMC6433972/; https://www.ncbi.nlm.nih.gov/pmc/articles/PMC5796650/.
11. **a frenzy of violent aggression toward another mouse**: https://www.ncbi.nlm.nih.gov/pmc/articles/PMC3075820/.
12. **the fascinating domain of the philosophical treatise**: https://www.sciencedirect.com/science/article/pii/S0896627313011355?via%3Dihub.
13. **In 2020, recording the activity of cells broadly across mouse and human brains**: https://www.ncbi.nlm.nih.gov/pmc/articles/PMC7553818/.
14. **control of cells by type— the workhorse of optogenetics for its first fifteen years**: https://www.ncbi.nlm.nih.gov/pmc/articles/PMC5296409/.
15. **but also allowing control of activity in many single cells, or individually speci-**

com/science/article/pii/S0092867400804845?via%3Dihub; https://www.ncbi.nlm.nih.gov/pmc/articles/PMC1693149/.

12. **Both effects are plausibly useful for memory storage, based on the theoretical work**: https://www.ncbi.nlm.nih.gov/pmc/articles/PMC5318375/.
13 **a connection from one part of the brain to another can be made light-sensitive, and then high-or lowfrequency light pulses can be provided**: https://www.ncbi.nlm.nih.gov/pmc/articles/PMC3154022/; https://www.ncbi.nlm.nih.gov/pmc/articles/PMC3775282/; https://www.ncbi.nlm.nih.gov/pmc/articles/PMC6744370/.
14. **selective effects on behavior can be exerted by projection- specific synaptic strength changes**: https://archive- ouverte.unige.ch/unige:38251; https://archive-ouverte.unige.ch/unige:26937; https://www.ncbi.nlm.nih.gov/pmc/ articles/PMC4210354/.
15. **Projections fundamentally embody how effectively different parts of the brain can engage with each other, whether in health or disease**: https://www.ncbi.nlm.nih.gov/pmc/articles/PMC4069282/.
16. **interregional connectivity strength predicts interregional activity correlations**: https://www.biorxiv.org/content/10.1101/422477v2.
17. **anhedonia for music in human beings**: https://www.ncbi.nlm.nih.gov/pmc/articles/PMC5135354/.
18. **brain region representing hierarchies of kinship relationships**: https://www.nature.com/articles/s41467- 020- 16489- x/.
19. **gene expression patterns that determine how cellular diversity and axon guidance implement brain wiring**: https://www.ncbi.nlm.nih.gov/pmc/ articles/PMC6086934/; https://www.ncbi.nlm.nih.gov/pmc/articles/PMC6447408/; https://www.biorxiv.org/content/10.1101/2020.03.31.016972v2; https://www.biorxiv.org/content/10.1101/2020.07.02.184051v1; https://www.ncbi.nlm.nih.gov/pmc/articles/PMC5292032/.
20. **the Moro reflex**: https://en.wikipedia.org/wiki/Moro_reflex.

後記

1. **the very same brainstem tumor that had grown in the little girl with eyes misaligned**: https://www.ncbi.nlm.nih.gov/pmc/articles/PMC5891832; https://www.

11. **a human subject is asked to sit quietly and think of nothing in particular, to simply be with one's self:** https://www.ncbi.nlm.nih.gov/pmc/articles/PMC1157105/.

CHAPTER 7——莫羅氏反射

1. **infarcts, spots of dead tissue that are the outcome of strokes, can be detected by computed tomography:** https://en.wikipedia.org/wiki/Vascular_dementia.
2. **magnetic resonance imaging (MRI) can show the small vessel blockade of vascular dementia:** https://www.ncbi.nlm.nih.gov/pmc/articles/PMC3405254/.
3. **350 million years ago, when the first air- breathing fishes emerged onto land:** https://www.ncbi.nlm.nih.gov/pmc/articles/PMC3903263/.
4. **global collapse in human populations bottoming out only fifty thousand years ago:** https://www.ncbi.nlm.nih.gov/pmc/articles/PMC5161557/; https://www.ncbi.nlm.nih.gov/pmc/articles/PMC4381518/.
5. **the few medications available only slightly slow the steady progression of the disease:** https://www.ncbi.nlm.nih.gov/pmc/articles/PMC6309083/.
6. **anhedonia in senior populations with cognitive impairment: https://www.ncbi.nlm.nih.gov/pmc/articles/PMC2575050**; https://www.ncbi.nlm.nih.gov/pmc/articles/PMC4326597/.
7. **the greater the accumulated volume of those lacunae in white matter:** https://www.ncbi.nlm.nih.gov/pmc/articles/PMC2575050/.
8. **valence of release from anxiety is set in part by projections from the BNST to reward circuitry:** https://www.ncbi.nlm.nih.gov/pmc/articles/PMC6690364/.
9. **absent everything but the optogenetic reactivation of a few of the fear-memory neurons:** https://www.ncbi.nlm.nih.gov/pmc/articles/PMC3331914/; https://www.ncbi.nlm.nih.gov/pmc/articles/PMC6737336/; https://www.ncbi.nlm.nih.gov/pmc/articles/PMC4825678/.
10. **synaptic strength changes indeed can store memories in an automatic way:** https://en.wikipedia.org/wiki/Hopfield_network; https://en.wikipedia.org/wiki/Backpropagation.
11. **synaptic strength changes of the right kind can happen in the real world:** https://www.ncbi.nlm.nih.gov/pmc/articles/PMC1693150/; https://www.sciencedirect.

org/wiki/Butterworth_filter.

4. **Matthews had imagined something he called an "Air Loom"**: https://en.wikipedia.org/wiki/James_Tilly_Matthews.
5. **schizophrenia genetics: the collection of DNA sequence information from human genomes**: https://www.ncbi.nlm.nih.gov/pmc/articles/PMC4112379/; https://www.ncbi.nlm.nih.gov/pmc/articles/PMC4912829/.
6. **evidence that disease symptoms are more common and strong in city dwellers**: https://www.ncbi.nlm.nih.gov/pmc/articles/PMC3494055/.

CHAPTER 6——圓滿成功

1. **cognitive and behavioral therapies can help in anorexia nervosa**: https://www.ncbi.nlm.nih.gov/pmc/articles/PMC6181276/.
2. **Medications are used not as cures, not to strike at the heart of the disease**: https://www.ncbi.nlm.nih.gov/pmc/articles/PMC4418625/.
3. **then eating disorders together show the highest death rates of any psychiatric disease**: https://www.ncbi.nlm.nih.gov/pmc/articles/PMC2907776/.
4. **the diversity of genes that can be involved, as with many psychiatric disorders**: https://www.ncbi.nlm.nih.gov/pmc/articles/PMC5581217/; https://www.ncbi.nlm.nih.gov/pmc/articles/PMC6097237/.
5. **Controlling the walking rhythms of the brainstem and spinal cord**: https://www.ncbi.nlm.nih.gov/pmc/articles/PMC5937258/; https://www.ncbi.nlm.nih.gov/pmc/articles/PMC4844028/.
6. **the first optogenetic control of free mammalian behavior was in the hypothalamus**: https://www.ncbi.nlm.nih.gov/pmc/articles/PMC6744371/.
7. **cause the hunger or thirst behaviors, actually driving the consumption of food or water**: https://www.ncbi.nlm.nih.gov/pmc/articles/PMC5723384/.
8. **specific social cells could suppress feeding, driving a resistance, even in naturally hungry mice**: https://www.ncbi.nlm.nih.gov/pmc/articles/PMC6447429/.
9. **When a mouse is fully water- sated but the deep thirst neurons are optogenetically driven**: https://www.ncbi.nlm.nih.gov/pmc/articles/PMC6711472.
10. **entorhinal cortex and hippocampus, two structures involved in navigation and memory**: https://escholarship.org/uc/item/4w36z6rj.

ncbi.nlm.nih.gov/pmc/articles/PMC3402130/.

7. **trauma during dependency— early in life when warmth and care are needed at all costs— predicts nonsuicidal self-injury later**: https://www.ncbi.nlm.nih.gov/pmc/articles/PMC5201161/.
8. **Our brains are building even basic structure— the electrical insulation, the myelin**: https://www.sciencedirect.com/science/article/pii/S0092867414012987?via%3Dihub.
9. **an individual can instead be guided chiefly by suppression of internal discomfort as the motivation for action**: https://www.ncbi.nlm.nih.gov/pmc/ articles/PMC5723384/.
10. **cause animals to become more or less aggressive, defensive, social, sexual, hungry, thirsty, sleepy, or energetic**: https://www.ncbi.nlm.nih.gov/pmc/articles/PMC5708544/; https://www.ncbi.nlm.nih.gov/pmc/articles/PMC4790845/.
11. **swift to react strongly with value assignments**: https://www.ncbi.nlm.nih.gov/pmc/articles/PMC5472065/.
12. **causes the animal to begin to avoid the harmless room, as if it were a source of intense suffering**: https://www.ncbi.nlm.nih.gov/pmc/articles/PMC4743797/.
13. **turning down the dopamine neurons in the midbrain naturally, just as optogenetics does experimentally**: https://www.ncbi.nlm.nih.gov/pmc/articles/PMC3493743/.
14. **early-life stress and helplessness can increase habenula activity**: https://www.ncbi.nlm.nih.gov/pmc/articles/PMC6726130/.
15. **outpatient referral for a specialized group behavioral therapy**: https://www.ncbi.nlm.nih.gov/pmc/articles/PMC6584278/.

CHAPTER 5——法拉第籠

1. **installing a true modern Faraday cage as a shield**: https://en.wikipedia.org/wiki/Faraday_cage.
2. **the Kalman filter, an algorithm for modeling complex unknown systems**: https://en.wikipedia.org/wiki/Kalman_filter.
3. **"Optimal filters will still block a few things that you actually wanted to go through"**: https://en.wikipedia.org/wiki/Chebyshev_filter; https://en.wikipedia.

8. **speculated that a unifying theme in autism could be an increased power of neuronal excitation— relative to countervailing influences like inhibition**: https://www.ncbi.nlm.nih.gov/pmc/articles/PMC6748642/; https://www.ncbi.nlm.nih.gov/pmc/articles/PMC6742424/.
9. **elevating the activity of excitatory cells in the prefrontal cortex caused an enormous deficit in social behavior**: https://www.ncbi.nlm.nih.gov/pmc/articles/PMC4155501/.
10. **mice (altered in a single gene called Cntnap2)**: https://www.ncbi.nlm.nih.gov/pmc/articles/PMC3390029/.
11. **this autism- related social deficit could be corrected by optogenetic interventions**: https://www.ncbi.nlm.nih.gov/pmc/articles/PMC5723386/.
12. **causing high excitability of prefrontal excitatory cells (an intervention that elicited social deficits) actually did reduce the information-carrying capacity of the cells themselves**: https://www.ncbi.nlm.nih.gov/pmc/articles/PMC4155501/.
13. **"The tree thrives in salt, and makes the soil salty too"**: https://www.ncbi.nlm.nih.gov/pmc/articles/PMC5570027/; https://www.ncbi.nlm.nih.gov/pmc/articles/PMC4836421/.
14. **PTSD (a common and deadly disease that is often resistant to treatment by medication)**: https://www.ncbi.nlm.nih.gov/pmc/articles/PMC5126802/.

CHAPTER 4——割膚之痛

1. **Skin arises from ectoderm, in embryos**: https://en.wikipedia.org/wiki/Germ_layer.
2. **a meteor strike upended everything**: https://www.youtube.com/watch?v=tR-Pu5u_Pizk.
3. **sensory skin organs then spread across the body**: https://www.ncbi.nlm.nih.gov/pmc/articles/PMC4245816/.
4. **the patient or the psychiatrist might fit into a role from the past**: https://www.ncbi.nlm.nih.gov/pmc/articles/PMC6481907/.
5. **Suicide is more common in borderline than in any other psychiatric disorder**: https://www.ncbi.nlm.nih.gov/pmc/articles/PMC4102288/.
6. **an unjust burden: psychological or physical trauma at a young age**: https://www.

8. **In 2015 the dopamine and circadian aspects were brought together with optogenetics**: https://www.ncbi.nlm.nih.gov/pmc/articles/PMC4492925/.
9. **the dopamine neuron population is not monolithic but composed of many distinct types that can be separably identified early in mammalian brain development**: https://www.ncbi.nlm.nih.gov/pmc/articles/PMC6362095/.
10. **ankyrin 3 (also known as ankyrin G), which organizes the electrical infrastructure**: https://www.ncbi.nlm.nih.gov/pmc/articles/PMC3856665/; https://www.ncbi.nlm.nih.gov/pmc/articles/PMC2703780/.
11. **In 2017 a mouse line was created with "knocked out"— insufficient—ankyrin 3**: https://www.ncbi.nlm.nih.gov/pmc/articles/PMC5625892/.

CHAPTER 3——承載能力

1. **Two or three hundred milliseconds elapse before the response to a ping**: https://www.ncbi.nlm.nih.gov/pmc/articles/PMC166261/; https://www.ncbi.nlm.nih.gov/pmc/articles/PMC4467230/.
2. **Despite anxiety and cognitive impairment, Williams patients can seem extremely socially adept**: https://www.ncbi.nlm.nih.gov/pmc/articles/PMC4896837/; https://www.ncbi.nlm.nih.gov/pmc/articles/PMC3378107/.
3. **"That incredibly thin, hairlike wasp waist"**: https://www.ncbi.nlm.nih.gov/pmc/articles/PMC3016887/.
4. **"ants and hornets and bees, all the social groups— later reverted away from this life cycle"**: https://www.sciencedirect.com/science/article/pii/S0960982217300593?via%3Dihub; https://www.sciencedirect.com/science/ article/pii/S0960982213010567?via%3Dihub.
5. **researchers studying parenting in mice had used optogenetics**: https://www.ncbi.nlm.nih.gov/pmc/articles/PMC5908752/.
6. **many of the genes linked to autism are related to these processes of electrical and chemical excitability**: https://www.ncbi.nlm.nih.gov/pmc/articles/PMC4402723/; https://www.ncbi.nlm.nih.gov/pmc/articles/PMC4624267/; https://www.biorxiv.org/content/10.1101/484113v3.
7. **people on the autism spectrum exhibit signs of increased excitability**: https://www.ncbi.nlm.nih.gov/pmc/articles/PMC4105225/.

12. **collections of cells, sixth and seventh and parabrachial, jostle together in a small spot in the pons**: https://en.wikipedia.org/wiki/Cranial_nerves.
13. **In 2019 cells were studied across the entire brain of the tiny zebrafish**: https://www.ncbi.nlm.nih.gov/pmc/articles/PMC6726130/.
14. **optogenetics and other methods had implicated these same two structures in mammals**: https://www.ncbi.nlm.nih.gov/pmc/articles/PMC5929119/.
15. **Even the tiny nematode worm Caenorhabditis elegans appears to calculate**: https://www.ncbi.nlm.nih.gov/pmc/articles/PMC3942133/.
16. **Each mammalian species, on average, gets a run of about a million years**: https://en.wikipedia.org/wiki/Background_extinction_rate.
17. **population sizes around the world may have plummeted to a few thousand individuals**: https://www.ncbi.nlm.nih.gov/pmc/articles/PMC5161557/; https://www.ncbi.nlm.nih.gov/pmc/articles/PMC4381518/.

CHAPTER 2——初次斷裂

1. **the 767, slowly banking harborward, nearing the burning steel tower**: https://en.wikipedia.org/wiki/United_Airlines_Flight_175.
2. Mood elevation has the capability to bring forth energy: https://www.ncbi.nlm.nih.gov/pmc/articles/PMC3137243/; https://www.ncbi.nlm.nih.gov/pmc/articles/PMC2847485/.
3. **mania is often not threat- triggered at all, and does not even approach utility**: https://www.ncbi.nlm.nih.gov/pmc/articles/PMC2796427/.
4. ***bouffée délirante* in West Africa and Haiti, a state of sudden agitated behavior**: https://www.ncbi.nlm.nih.gov/pmc/articles/PMC4421900/.
5. **broken fragments of the yolk genes persist, even within our own genomes**: https://www.ncbi.nlm.nih.gov/pmc/articles/PMC2267819/; https://www.ncbi.nlm.nih.gov/pmc/articles/PMC5474779/.
6. **Cave fish and cave salamanders— in sunless colonies, blocked off from the surface world**: https://www.ncbi.nlm.nih.gov/pmc/articles/PMC5182419/.
7. **dopamine neurons have attracted attention for their known roles in guiding motivation and reward seeking**: https://www.ncbi.nlm.nih.gov/pmc/articles/PMC4160519/; https://www.ncbi.nlm.nih.gov/pmc/articles/PMC4188722/.

now be precisely controlled: https://www.ncbi.nlm.nih.gov/pmc/articles/PMC4780260/; https://www.ncbi.nlm.nih.gov/pmc/articles/PMC5729206/.

CHAPTER 1——淚的倉庫

1. **they traveled into, and dwelt within, our cellular forebears more than two billion years ago**: https://www.ncbi.nlm.nih.gov/pmc/articles/PMC5426843/.
2. **with optogenetics, microbial DNA has yet again returned to animal cells**: https://www.ncbi.nlm.nih.gov/pmc/articles/PMC5723383/.
3. **how much of modern Eurasian human genomes arose from this interaction—about 2 percent**: https://www.ncbi.nlm.nih.gov/pmc/articles/PMC5100745/.
4. **a hidden cave, alone in a final redoubt near the coast of Iberia**: https://en.wikipedia.org/wiki/Gorham%27s_Cave; https://www.ncbi.nlm.nih.gov/pmc/articles/PMC6485383/; https://www.ncbi.nlm.nih.gov/pmc/articles/PMC5935692/.
5. **from an extension of the amygdala called the bed nucleus of the stria terminalis**: https://www.ncbi.nlm.nih.gov/pmc/articles/PMC6690364/.
6. **A fiberoptic can be placed not in the BNST but in an outlying region**: https://www.ncbi.nlm.nih.gov/pmc/articles/PMC4069282/; https://www.ncbi.nlm.nih.gov/pmc/articles/PMC3154022/; https://www.ncbi.nlm.nih.gov/pmc/articles/PMC3775282/.
7. **In the mouse version of place preference**: https://www.ncbi.nlm.nih.gov/pmc/articles/PMC5262197/; https://www.ncbi.nlm.nih.gov/pmc/articles/PMC4743797/.
8. **Thus a complex inner state can be deconstructed into independent features**: https://www.ncbi.nlm.nih.gov/pmc/articles/PMC6690364/.
9. **parenting, in the form of intimate care of mammals for their young, was soon deconstructed into component parts, mapped onto projections across the brain**: https://www.ncbi.nlm.nih.gov/pmc/articles/PMC5908752/.
10. **Tears are powerful for driving emotional connection**: https://www.ncbi.nlm.nih.gov/pmc/articles/PMC4882350/; https://www.ncbi.nlm.nih.gov/pmc/ articles/PMC5363367/.
11. **missing even this one part of the conversation may come at a cost**: https://www.ncbi.nlm.nih.gov/pmc/articles/PMC4934120/; https://www.ncbi.nlm.nih.gov/pmc/articles/PMC6402489/.

注釋

Notes

Brief references, for background on the science within each story, are included here. All of the articles are freely accessible; you can either copy and paste the link into a browser search bar (if you're reading on a connected device) or for the notes labeled PMC (for PubMedCentral) go to https://www.ncbi.nlm.nih.gov/pmc/articles/ and at the search bar enter the digital identifier shown (for PMC4790845, enter 4790845), whereupon articles can be read online or free pdfs downloaded.

序言

1. **actual memory storage needing no guidance or supervision**: https://en.wikipedia.org/wiki/Hopfield_network; https://en.wikipedia.org/wiki/Backpropagation.
2. **In optogenetics we borrow genes from diverse microbes**: https://www.ncbi.nlm.nih.gov/pmc/articles/PMC4790845/.
3. **13 tricks from chemistry are used to build transparent hydrogels**: https://www.ncbi.nlm.nih.gov/pmc/articles/PMC5846712/.
4. **All the interesting parts remain locked in place, still within 3-D tissue**: https://www.ncbi.nlm.nih.gov/pmc/articles/PMC6359929/.
5. **national and global initiatives to understand brain circuitry**: https://braininitiative.nih.gov/sites/default/files/pdfs/brain2025_508c.pdf; https://braininitiative.nih.gov/strategic-planning/acd-working-group/brain-research- through-advancing-innovative-neurotechnologies.
6. **many thousands of insights into how cells give rise to brain function and behavior**: https://www.ncbi.nlm.nih.gov/pmc/articles/PMC4069282/; https://www.ncbi.nlm.nih.gov/pmc/articles/PMC4790845/.
7. **connections defined by their origin and trajectory through the brain could**

人類情感的億萬投射

PROJECTIONS A Story of Human Emotion

作　　者　卡爾・迪賽羅斯 Karl Deisseroth
譯　　者　洪世民
責任編輯　賴逸娟
行銷企劃　陳詩韻
總 編 輯　賴淑玲
封面設計　張　巖
內頁排版　黃暐鵬

出 版 者　大家出版／遠足文化事業股份有限公司
發　　行　遠足文化事業股份有限公司（讀書共和國出版集團）
地　　址　231新北市新店區民權路108-2號9樓
電話傳真　客服專線0800-221-029　傳真02-2218-8057
劃撥帳號　19504465　戶名：遠足文化事業股份有限公司
法律顧問　華洋國際專利商標事務所 蘇文生律師
定　　價　新台幣480元
初版1刷　2024年10月
I S B N　978-626-7561-10-2（平裝）
　　　　　978-626-7561-09-6（EPub）
　　　　　978-626-7561-13-3（PDF）

人類情感的億萬投射／卡爾・迪賽羅斯（Karl Deisseroth）作；洪世民譯.
一初版.一新北市：大家出版，遠足文化事業股份有限公司，2024.10
　面；　公分.
譯自：Projections: A Story of Human Emotions
ISBN　978-626-7561-10-2（平裝）
1.CST: 精神醫學　2.CST: 精神疾病　3.CST: 情感　4.CST: 神經電生理
415.95　　　　113013387